首都国医名师
佘继林
儿童哮喘诊疗思路与临证经验

主 审　佘继林
主 编　刘玉超　丁丹丹　程五中
副主编　王佳琪　秦胜娟　杨 欢

中国中医药出版社
·北京·

图书在版编目（CIP）数据

首都国医名师佘继林儿童哮喘诊疗思路与临证经验 / 刘玉超，丁丹丹，程五中主编 . —北京：中国中医药出版社，2020.7
ISBN 978 – 7 – 5132 – 6227 – 9

Ⅰ.①首… Ⅱ.①刘… ②丁… ③程… Ⅲ.①小儿疾病—哮喘—中西医结合—诊疗 Ⅳ.① R725.6

中国版本图书馆 CIP 数据核字（2020）第 083115 号

中国中医药出版社出版

北京经济技术开发区科创十三街 31 号院二区 8 号楼
邮政编码 100176
传真 010-64405750
山东百润本色印刷有限公司印刷
各地新华书店经销

开本 880×1230 1/32 印张 6.5 字数 138 千字
2020 年 7 月第 1 版 2020 年 7 月第 1 次印刷
书号 ISBN 978 – 7 – 5132 – 6227 – 9

定价 29.00 元
网址 www.cptcm.com

社 长 热 线 010-64405720
购 书 热 线 010-89535836
维 权 打 假 010-64405753

微信服务号 zgzyycbs
微商城网址 https://kdt.im/LIdUGr
官方微博 http://e.weibo.com/cptcm
天猫旗舰店网址 https://zgzyycbs.tmall.com

《首都国医名师佘继林儿童哮喘诊疗思路与临证经验》编委会

刘 序

佘继林先生，第六批全国老中医药专家学术经验继承工作指导老师，首都国医名师，北京市中医药传承"双百工程"指导老师，首都医科大学附属北京中医医院原儿科主任。先生致力于儿童健康事业，为中医儿科事业发展做出了重要贡献。

先生幼承庭训，立志岐黄，1965 年考入北京第二医学院（现首都医科大学）攻读儿科专业，毕业后分配到首都医科大学附属北京中医医院儿科工作。工作期间先生受教于柳文鉴、温振英、冯泉福、王应麟、陈中瑞、刘奉五、吉良辰等名老中医，并得益于其西医功底，逐渐在中西医诊疗儿科疾病方面形成了自己的风格和特色，以中药、小儿捏脊、穴位敷贴、膏方等综合治疗方案，尤其在小儿久咳、久喘、久泄等疾病方面取得突出疗效，受到患儿及家长的广泛好评。

20 世纪 80 年代初，先生成为捏积冯的助理，系统整理了冯氏捏积疗法，完成了《冯氏捏积疗法》的专著，同时对冯老的捏积手法进行了完整录像，为医院留下了极为珍贵的资料。近年先生又有《小儿捏积疗法》《冯氏小儿捏脊》著作问世，成为中医儿科冯氏捏积代表性传承人。

儿童支气管哮喘常反复发作，严重影响儿童的健康。近年来，有关哮喘发病机制的研究和有效控制哮喘的方案都取得了巨大进展，但尚无根治的手段。西医学治疗本病由于需要长期吸入或口服一些副作用较为明显的药物，如激素、孟鲁司特钠等，使家长产生顾虑，往往出现自动减量或停用药物的现象。这种依从性差的现象可达 50%，而且至今也没有很好的解决方案。

先生在几十年的实践中不断探索，勤求古训，博采众方，勇于创新，形成了独特的辨病与辨证相结合、宏观辨证与微观辨证相结合、中药药性与中药药理相结合、中药及小儿捏脊与膏方等系列疗法相融合、中西医并重的学术思想和临证特色，大大提高了疗效，缩短了激素等西药的应用时间，降低了哮喘的复发率。

由先生第六批全国老中医药专家学术经验继承人、北京中医药双百工程学术继承人、佘继林名医工作室成员编写的此书，较全面地反映了佘老中西医诊疗儿童支气管哮喘的学术思想、特色经验，为儿童哮喘的诊疗提供了丰富的临床经验。特此为序，并祝先生健康长寿！

首都医科大学附属北京中医医院院长　刘清泉

2019 年 7 月 27 日

前　言

本书是总结第六批全国老中医药专家学术经验继承工作指导老师、首都国医名师佘继林老师中西医结合诊疗儿童哮喘学术思想和临床经验的专著。

儿童哮喘是当今严重威胁儿童健康的主要慢性病之一。全球哮喘防治倡议（global initiative for asthma，GINA）在过去20多年中，对哮喘发病机制的研究和有效控制哮喘的能力都取得了巨大进展，然而儿童哮喘的治疗方案中，家长始终担心激素等药物的副作用，其治疗方案依从性并不高，寻求更佳的治疗方案是中西儿科医学工作者的共同心愿。

佘继林老师受家庭的熏陶和影响，从小立志学医。1965年考入北京第二医学院（现首都医科大学）儿科系，大学毕业后一直在北京中医医院儿科工作，至今从事儿科中西医临床、科研、教学已近50年。余老师擅长治疗小儿顽固性咳喘、反复感冒、消化不良、疳积等病症。

儿童支气管哮喘反复发作，严重影响儿童的健康。佘老师反复参阅多部中医经典，博采众方，在几十年的反复实践中，形成了独特的辨病与辨证相结合、宏观辨证与微观辨证相结合、中药药性与中药药理相结合、中药及小儿捏脊与膏方等系列疗法相融合、中西医并重的学术思想和临证特色，大大提高了疗效，减少了激素等西药的应用，降低了哮喘的复发率。我们撰写本书，旨在总结佘继林老师诊疗儿童支气管哮喘的学术思想、特色经验，发挥中医药诊疗本病的特有优势，并与西医学相结合，走出一条突出中医特色、中西医结合的创新之路，造福于儿童。

全书共十章。第一章为医家小传，讲述佘继林老师从事、传承和发展中医的经历。第二至四章从中西医两个层面上分别论述小儿肺系解剖、生理、病理特点及儿童哮喘病的病因、病机、诊断依据、证型类别等，旨在为本病的辨病与辨证提供系统翔实的依据，以求正确地辨病和准确地辨证。第五章论述儿童支气管哮喘的诊疗思路和方剂，并对中医膏方在治疗儿童哮喘慢性持续期、临床缓解期的具体运用作了介绍。第六章介绍了咳嗽变异性哮喘的发病机制、诊疗思路和方剂。第七章阐述了儿童哮喘的合发、并发、继发病的诊疗思路和经验方药。这部分内容强调在中医"整体观念"指导下宏观辨证与微观辨证相结合的重要性，同时详细论述了佘继林老师在诊疗支气管哮喘过程中经验方药的形成思路。第八章和第九章介绍佘继林老师在长期治疗儿童哮喘的临床实践中总结出来的 10 首经验方剂，并列举验案阐述经验方剂的具体运用。第十章介绍了中医治疗儿童哮喘的常用外治法，以供临床工作者选用。

　　本书在儿童支气管哮喘的诊疗理念、方药拟定上有所创新，实用性强，在治疗儿童哮喘方面取得了很好的疗效。希望本书对儿童支气管哮喘的治疗有所帮助，为同道提供参考。鉴于知识所限，书中可能会有谬误之处，敬希同道斧正，以便再版时修订完善。

编委会

2019 年 8 月

目 录

第一章 医家小传

一、幼承庭训，立志岐黄

1946年8月8日，在北平南城驰名中外的回族居住区牛街，佘德海家中降生了一个可爱的男孩儿，给全家带来了无穷的欢乐。因为这一天正值立秋，所以佘德海给儿子取名佘贵秋。

佘贵秋的姥爷刘少乔在北京崇文门花市大街从事中医皮外科工作，他师从当时皮外科名医丁德恩（丁庆三），这位名医也是赵炳南的老师。佘贵秋的母亲多年来一直帮助姥爷料理医事和参与制作外用膏、散。在家庭的熏陶之下，佘贵秋自幼就喜欢上了中医，从小就萌生了长大一定要当医生的理想。在小学一年级时，佘贵秋自改名字为佘继林，意思是继承杏林之志，当一名救死扶伤的医生。

佘老师的姥爷刘少乔和赵炳南是一师之徒，常有来往。母亲在佘继林小时候常常对他讲起赵炳南高超的医术、高尚的医德，在旧社会对劳苦大众、对社会底层人的关心关爱。赵老时常送医送药，有时还自己出钱叫人力车送病人回家。母亲对佘继林的这些启蒙教育，在他幼小的心灵中留下了深刻的印象。佘老师的母亲对京城名中医、名药店了如指掌，佘老师幼年几乎是听着这些故事长大的。施今墨、金针王乐亭、小儿王、京城捏积冯等名中医从小就耳熟能详，成为一名像这些名医一样的医术精湛、品德高尚的大夫是佘继林老师心中的梦想。

二、步入医坛，融汇百家

1965 年，佘继林如愿被首都医科大学（原北京第二医学院）儿科系录取，步入医坛。1970 年 7 月毕业时，机缘巧合，佘老师被分配到了誉载京城、名医荟萃的北京中医医院工作，圆了他的中医梦。母亲反复叮嘱佘继林："到医院后一定要先去拜访赵炳南赵老，几十年没有见面了，去问个好！"佘继林老师怀着激动的心情见了赵老，赵老也非常高兴，详细询问了佘继林父母亲的身体状况、家庭情况。佘继林一一"竹报平安"，赵老连连点头，让佘继林回去后，也带去问候！最后，赵老意味深长地对佘继林老师说："你到咱们医院来工作，我很高兴，希望你努力工作，事业有成。"之后佘继林老师被分配到儿科工作，一直从事临床、教学、科研，至今已 50 年矣。

到了儿科，佘继林老师又见到了幼小时给自己捏过脊的冯泉福老大夫，内心非常高兴，往事浮现心头。佘继林的母亲对冯氏小儿捏积疗法非常推崇，对冯氏捏积使用的膏药也特别认同。可能是她帮父亲做过膏药，了解膏药的效用和便捷。小时候，佘继林的母亲多次给他讲做膏药的过程，每次都兴致勃勃、百讲不烦，并且强调这是技术活，看起来容易，做好不容易。摊药是关键，分量要准，摊得要匀，一次成圆形。摊药的工具是两头尖的硬木棍，其他木质不耐用。捏积广受欢迎，因为家长怕喂药，孩子怕吃药，捏捏积，贴上膏药，虽然口服一次消积散，但药量很少，而且用红糖送服，一点也不苦，既方便又实用，胃口打开了，能吃饭了，个也长高了。和很多孩子一样，佘继林上了小学还经常被带去捏积，原因大概如此吧！中华人民共和国成立后，中医事业受到党和政府的关怀和重视，随着人民的生活水平的提高和健康意识的增强，早已誉满京城的冯氏医家和冯氏捏积疗法又得到了新生。到了 20 世纪 50 年代中期，冯氏医家每天的门诊量已高达 1500 人次以上。每天清晨天蒙蒙亮，带着孩子前来捏积的家长就在冯家门外排起长龙，沿街还有很多贩卖糖豆、大酸枣、儿童玩意儿的，熙熙攘攘，好不热闹。特别是秋末，是每年捏积的高峰，排队的人群沿着西城区众议院夹道胡同延伸几个弯，使得冯氏医家不得不提早到五点开诊。在最忙的时候，大约有冯氏医家 10 人一起工作，除多数人捏积施术外，其他人员还要参与问诊、登记、发药、维持秩序等。对于经济较为困难的家长，还经常给予减免费用。到了中午工作结束后，全家出动，清扫街道，使街道保持干净清洁。冯氏医家对儿童医疗保健事业的辛劳奉献、高尚医德、卓越疗效，得到了远近邻里的尊敬和爱戴。1956 年，冯泉福老大夫被邀请到北京中医医院工作，之后担任起领导儿科捏积室的工作。

　　20 世纪 80 年代初，佘继林老师有幸成为冯老的助理，系统整理了冯氏捏积疗法。在冯老指导下，佘继林老师对这一著名疗法在理论上予以挖掘、整理，协助冯老予以宣传、推广，到实践中摸索、运用，提高了捏积疗法的学术地位。在冯老的指导和审阅下，佘老师完成了《冯氏捏积疗法》专著，同时对冯老的捏积手法进行了完整的影像记录，为医院留下了极为珍贵的资料。从小时候接受冯老的捏积到几十年后成为冯老的助理，并成为中医儿科冯氏捏积代表性传承人，真是有一种奇妙的缘分在里面。

北京中医医院俗称宽街中医院，名医荟萃，流派纷呈，儿科温振英、柳文鉴、冯泉福、王应麟、陈中瑞、妇科刘奉五、内科吉良辰等著名老中医的言传身教给了佘继林老师巨大的帮助和启迪。

温振英老前辈是佘老师步入临床的先导者。温老"培土生金"的学术思想给了佘继林老师重要的启发和影响。温老认为引起小儿反复呼吸道感染其中的一个重要原因是由小儿"脾常不足"的生理特点所形成的"土不生金"，导致卫外之气不固而出现反复呼吸道感染，反复呼吸道感染又加重肺金气阴的耗伤，出现"子盗母气"的病理现象，使脾虚更为明显，导致水谷精微不得吸收、输布，土不生金，进一步加重呼吸道感染频率。因此"培土生金"指导下的益气养阴、扶正祛邪是温振英老师治疗反复呼吸道感染的治疗原则。佘继林老师运用和发挥了这一学术思想，取得了良好的效果。他在治疗儿童哮喘中把"培土生金"的理念和肺与大肠的表里关系相结合，认为小儿脾常不足，不仅可以出现小儿"土不生金"的病理现象，同时大肠五行属性从脾属土，从肺又属金，脾虚之后对大肠的"传导之官"也会产生明显的影响，而出现便秘的情况。因此，佘老师治疗儿童哮喘伴随便秘的患儿在应用自己经验方"宣降通下汤"时，凡遇有脾虚症状者都在宣降肺气、润肠通腑之品中加入健脾之药，以期取得"培土生金、健脾助运"的双重效果，每获良效。

温振英老前辈在 60 多年的医、教、研工作中，以西学中医务工作者的角度为中医和中西医结合的事业做出了巨大的贡献，几十年的勤劳耕耘、厚重的专业水平、强烈的进取精神，以及她对事业的忠诚，让后学者敬仰和追随。佘老师多次表示他所崇尚的辨病与辨证相结合、微观辨证与宏观辨证相结合、中药药性与中药药理相结合学术思想的形成与温振英学术思想的启迪和影响是分不开的。

在科研方面，20 世纪 70 年代儿科主任柳文鉴是佘老师的第一位引路人。这位西学中的先驱者，在"文革"结束后立即投入到科研之中，他以厚重的西医理论和丰富的临床实践经验及敏感的中西医结合思路，开展了"中药烟熏消毒的实验研究及预防儿童呼吸道病观察"科研项目，佘继林有幸参加了这个项目的全过程，从科研设计到制香厂做香，然后进驻延庆县防疫站实验室、本院儿科诊室及基层幼儿园进行三种中药药香的中药烟熏消毒的临床观察，并将中药烟熏消毒前后的血培养皿送到北京市儿童医院检验科，和黄文哲主任一起观察记录温箱内 24 小时菌落变化，然后拍摄照片留档。本次科研论文于 1982 年发表在《暨南理医学报》第 2 期上。这次深度参与科研，佘老师受益匪浅，从科研设计、流程安排、资料收集整理、统计学处理、总结报道等，都有了一个系统的概念，为后续的主持和参加多项科研工作积累了经验，打下了坚实的基础。

全国名老中医王应麟先生是祖传四代誉载京城"小儿王"家族的代表性传承人。王老重视小儿脾胃调理的学术思想对佘继林老师有重要的启迪。王老认为脾胃为后天之本、气血生化之源，脾胃受损，百病皆生。无论消化、呼吸、泌尿、血液、神经、循环系统疾病，王老都重视脾胃的调理。受王老这种学术思想的启迪，佘老师在小儿疾病临诊中，紧紧抓住小儿"脾常不足"这一生理特点，将"脾胃调理"的治则贯穿始终。佘继林老师在运脾的药味上常选用陈皮、藿香，在健脾的药味上常选用山药、莲子肉，在补脾的药味上常选用太子参、炒白术。佘老师在治疗儿童哮喘方面也将"脾胃调理"的思路贯穿始终，不仅是因为小儿"脾常不足"这一生理特点，而且还存在着"脾为生痰之源，肺为贮痰之器"的病理关系。因此在治疗儿童哮喘中贯穿运脾、健脾、补脾的治疗思路对儿童哮喘的治疗也是非常重要的。

陈中瑞老大夫以小方配小药（中成药）的独特形式临诊，疗效很好。这和陈大夫从医前有过参与制药经历有关。他对儿科众多的中成药组方成分、功能主治都了如指掌，用起来得心应手，疗效自在其中。1981—1982年，佘继林老师利用临诊和业余时间向陈老跟诊抄方，受益颇多，导赤丸、健脾消食丸、小儿香橘丸、一捻金、小儿百寿丸、鹭鸶咯丸、儿童清肺丸等多种小儿中成药的应用既方便了患儿，又丰富了治疗方法。1983年，陈大夫和佘继林老师共同撰写了《小儿常用中成药》一书，由知识出版社出版，成为学习小儿常用中成药的常备书。

京城名医刘奉五是佘继林老师步入医林跟诊的第一位妇科老前辈。刘老自幼酷爱中医，舞象之年师从御医韩一斋、大医魏寿卿，弱冠之年即考取行医执照悬壶济世，1957年出任北京中医医院妇科主任，兼中医学校妇科教师。刘老擅治妇科多种疑难杂症及不孕症。佘继林老师在跟诊期间不仅学到了刘老的临床经验，更重要的是感受到了刘老对后学的关爱。刘老教学有方，能够理论联系实际，常能旁征博引，特别每次诊后都将临诊时的典型病例——点评，从症候群中去寻找病因，分析病机，确立诊断，制定立法，选择方药，加减化裁，丝丝入扣，使后学者进行一次回顾性的系统复习，理解深刻，记得牢固。面对大家的提问，刘老总是耐心解答，引经据典，举一反三，这种诊后小结的教学方法对后学者收获甚大。刘老的这种教学风格对佘继林老师后来担任教研室和教学工作起到了示范作用，直到今天，佘老师带学生临诊仍然坚持刘老的这种教学方法。

　　全国名老中医吉良辰是佘继林老师步入医林跟诊的第一位内科老前辈。吉老出身于满族家庭，幼小继承家训，总角之年随祖父吉子玉学习中医，成童之年师从御医袁鹤侪、伤寒大师陈慎吾、祖传世医韩琴轩及大医宗维新等。吉老的医术集家传医道、宫廷医术、民间绝技、师传亲授、学院课授为一体，形成了别具一格的学术特长。吉老临证思维敏捷开阔，学术博学严谨，无流派之争，无门户之见，重视辨证，提倡方小力专，善用经方但不拘泥，方药运用精选细酌，顽疾沉疴，所愈尤数。吉老不仅是国内著名的中医大家，而且还是武术界的名师，为买氏形意拳第四代传人、露蝉门下第五代传人。吉老为人善厚真诚、治学严谨有序、学术造诣深厚，深得患者、同人、后学者的敬重，赞誉有加。佘继林老师初入医门之时，能够有幸跟随吉老习诊可谓受益终身。他学到的不仅是医术，更重要的是看到、学到了吉老为人、做事、行医的高贵品质、高尚的医德医风。佘老师如今在治疗儿童哮喘中能自如地使用膏方，使慢性持续期和临床缓解期的患儿得到长时间缓解，摆脱了长期使用激素及相关药物带来的副作用，解决了长期使用西药所引起的"依从性"差的问题，突显出中医药的治疗优势，得到了家长的赞许。这些成绩的取得无不要感谢恩师吉良辰，在佘继林老师步入医门初期，吉老就把丸、散、膏、丹的制作知识，组方的原则，药量的计算，疗程的设计完整地教授给了佘老师，使他今天能够熟练、从容地运用于临床。每每忆起远去的恩师生前的言传身教、关爱有加的往事，佘老师无不动容唏嘘。

在名医荟萃的北京中医医院，在众多前辈和同道的帮助和启迪下，佘继林老师勤求古训，博采众长，中西并重，逐渐形成了自己的学术思想，在医、教、研方面取得了较为丰硕的成果。在临床上，佘继林老师对顽固性久咳、久喘、顽固性消化不良、小儿疳积等病症疗效显著；教学方面，他两次获得优秀教师和先进教师称号，2003 年获得了首都医科大学颁发的从事教育工作三十年纪念牌；科研方面，他主持和参与了多项课题，其中"SY–201型气功保健仪治疗小儿厌食症（脾虚型）300 例临床观察与研究"于 1990 年荣获北京市中医管理局技术改进二等奖，"化积膜的研制及临床与实验研究"于 2000 年荣获北京市科委技术进步三等奖。

三、深耕中医，传承发展

在这个学术浓厚、人才济济、中西交融的环境中，佘继林老师受益匪浅，先后经历住院医、主治医、副主任医师，2000 年晋升为主任医师，并曾担任过行政主任和教研室主任工作，成为京城儿科领域的重要专家。

儿童支气管哮喘反复发作，严重影响了儿童的健康，也是临床中较为棘手的问题。全球哮喘防治倡议（GINA）在过去 20 多年中，对哮喘发病机制的研究和控制哮喘的水平都取得了巨大进展，然而儿童哮喘的治疗方案中，家长始终担心激素等药物的副作用，其治疗方案依从性并不高，寻求更佳的治疗方案是中西医儿科医务学工作者的共同心愿，佘继林老师对此做了很多方面的探索。

佘继林老师反复研读多部中医经典，博采众方，在几十年的反复实践中，形成了独特的辨病与辨证相结合、宏观辨证与微观辨证相结合、中药药性与中药药理相结合、中药及小儿捏脊和膏方等系列疗法相融合、中西医并重的学术思想和临证特色，大大提高了疗效，减少了激素等西药的应用，降低了哮喘的复发率。

佘继林老师认为，辨病是对疾病的辨析，这种分析既要辨中医的病，又要辨西医的病。中医对疾病的命名方法有些是以其典型的临床特征或以其主要症状而命名的，如咳嗽、哮喘等。由于一个症状可以在多种疾病存在，范围较广，这种以主要症状为主的中医诊断给辨证的准确性和方药的选用都带来了一定的难度。西医对疾病的命名，如急性支气管炎、咳嗽变异性哮喘，提供了疾病发生的解剖位置和咳嗽的性质。这些信息可以纳入中医辨证施治内容之中，丰富四诊内容，加深对疾病的认识，对其治疗和预后的判断都会更加清晰、准确，对辨证立法和方药选用更为得心应手、疗效更为显著。

佘继林老师在临床中认识到，中医的宏观辨证需要与微观辨证相结合。中医传统的辨证即是宏观辨证。现代化检测手段，为中医微观辨证提供了患儿体内变化的多种信息，对提高临床诊疗水平和学术水平起到了极大的促进作用。医生通过微观辨证才能更加准确地认识疾病，才能更清晰地把握之后的治疗和预后。

在临证中，佘继林老师认识到，中药药性与中药药理相结合才能更好地发挥其治疗效果。例如中药葶苈子，从中药药性来讲，具有泻肺平喘、利水消肿的作用；从当代中药药理来讲，葶苈子的化学成分众多，其中可分离出 5 种强心甙，对心血管系统具有明显的强心作用，可增加心肌收缩功能，通过强心利尿作用改变肺气和肺血的比例失调状态，改善肺功能，使患儿早期胸闷、发憋的症状得到改善，心衰得到纠正，因而起到泻肺平喘、利水消肿的作用。这与通过舒张支气管平滑肌来达到平喘目的的药物是不同的。因此，医生根据中药微观的药理作用，使用葶苈子治疗儿童哮喘时针对性就更强了。再例如中药甘草，从中药药性来讲，具有补脾益气、润肺止咳、缓急止痛、缓和药性的功能；当代中药药理研究表明，甘草化学成分十分丰富，其中有肾上腺皮质激素样药理作用，因此具有调节机体免疫功能、抗变态反应、抗炎、解毒等作用。所以在众多适合肾上腺皮质激素治疗的疾病中都可以选用甘草。甘草在众多的药方中可君、可臣、可佐、可使，作用十分广泛，又称"国老"，素有"十方九草"的美誉。了解了甘草这个药理特点，临床上可以根据病情灵活运用。例如治疗幼儿急性喉炎，在使用激素进行雾化的同时，完全可以在汤药中加入生甘草，以促进喉炎水肿更快消退。中药药性与中药药理相结合的学术思想给中医药发展和创新带来广阔的前景，在组方时药物之间可以互联、互补、互约，构成君、臣、佐、使配合的方剂，这种组方可以做到一药多用，减少大处方带来的药物浪费。

医教研中的实践与思考使佘继林老师发表了多篇文章，如《中药烟熏消毒的实验研究及预防儿童呼吸道病观察》《中医学治疗小儿心悸怔103例》《小儿夜啼症验案三则》《次声治疗仪治疗小儿厌食症临床疗效观察》《健脾益气汤治疗小儿厌食（脾胃气虚证型）120例》《补益中气法治疗缺铁性贫血的临床观察》《健运脾胃法治疗小儿营养性小细胞贫血的临床观察》《化积膜治疗脾胃气虚性小儿厌食30例》《自拟虚寒腹痛汤治疗小儿肠痉挛52例临床观察》《补益中气法治疗小儿厌食（脾胃气虚证型）的临床观察》《健脾益气法治疗小儿习惯性便秘（脾虚气虚证型）的临床观察》等，这些论文显示了佘继林老师在肺系病证、脾胃系病证、心肝系病证、血液病证等方面的治疗经验和科研成果。

佘继林老师勤于写作，著书立说，在职期间编著了7部个人著作，分别是《小儿常用中成药》《冯氏捏积疗法》《小学生健康之友》《最新实用婴幼儿保健》《最新实用小儿中成药》《小儿捏积疗法》《冯氏小儿捏脊》。其中1985年出版的《冯氏捏积疗法》由祖传150多年冯氏捏脊疗法第四代传人冯泉福亲自审阅，成为冯氏捏积疗法的代表著作。1981—1985年，佘继林老师分别向《北京晚报》《北京青年报》《北京科技报》《健康咨询报》《北京卫生报》《健康报》《知识与生活》《人民建材报》投稿并刊登科普文章24篇，其中《北京晚报》中的"家"专刊发表10余篇。这些科普文章对儿童常见病的防治进行了宣教，为儿童的健康事业做出了努力。

　　佘继林老师通过 50 多年的中医临床实践积累了丰富的临床经验，形成了自己成熟的学术思想，并将学术传承作为当前工作的重中之重。从 2016 年开始，佘继林老师分别担任北京市朝阳区中医药专家下基层暨学术经验继承工程指导老师、北京市中医药传承"双百工程"指导老师，2017 年被评为首都国医名师，同年被选为第六批全国老中医药专家学术经验继承工作指导老师。"老牛自知夕阳短，不用扬鞭自奋蹄。"传承中医文化的责任感、使命感和紧迫感使佘继林老师仍然工作在医教研一线，为儿童健康事业奋斗，为中医药的发展增砖添瓦。

第二章 概 述

第一节 中医对肺系解剖、生理、病理的认识

中医学将西医学的呼吸系统称为肺系，这种称谓便于从中医"藏象学说"的角度阐述呼吸系统的解剖、生理、病理。这种按脏腑系统的疾病分类方法已普遍见于教材和专著中，如"脾胃系病证""心肝系病证""肾系病证"等，有些疾病不能按"系"分类的则仍按原有的分类方法，如"新生儿病证""寄生虫病""传染病"等。肺系包括肺窍（鼻、咽、喉）、气道（气管、支气管）等组织器官。

一、肺系解剖

中医医籍中最早提出"解剖"一词的是《内经》。《灵枢·经水》中记载："若夫八尺之士，皮肉在此，外可度量切循而得之，其死可解剖而视之。"该篇进一步指出："脏之坚脆，腑之大小，谷之多少，脉之长短，血之清浊，气之多少……皆有大数。"这两段文字明确说明在中医学发展之初便与解剖结下密不可分之缘，而且具备了一定的解剖经验和方法，即体外可用"度量切循"，体内

可用"解剖而视之"。

有关肺系的解剖论述始见于《内经》和《难经》。对肺脏位置的描述如《灵枢·九针论》:"肺者,五脏六腑之盖也。"肺脏在脏腑中居于最高的位置。《素问·刺禁论》中说:"膈肓之上,中有父母。"父母即指肺脏、心脏。两段文字不仅说明肺、心两脏的位置,而且指出了两脏生理功能的重要性。《难经》对中医解剖学的贡献也是巨大的,对《内经》的肺系解剖内容做了充实而详尽的描述。如《难经·四十二难》指出:"肺重三斤三两,六叶两耳。"既明确肺脏的重量,又指明肺是分叶的器官。该篇对其他脏器及肺动脉口也作了描述,这些内容与西医解剖学大致相符。可见《难经》时期中医解剖技术水平已经达到一个很高的层次。《难经·三十三难》指出"肺得水而浮",说明肺脏本身是质地疏松、含气的脏器。

北宋时期,解剖学得到了空前发展,由此产生了两部解剖学图谱,《欧希范五脏图》和《存真图》,特别是《存真图》主要描绘人体内脏的位置,其中记载"肺之下有心、肝、胆、脾……"作者对各脏腑的解剖位置和形态和当代解剖知识基本一致。

明代赵献可在《医贯·玄元肤论》中记载:"咽喉二窍,同出一脘……喉系坚空,连接肺本,为气息之路。"这段话明确描述了呼吸道和食道的解剖位置及结构,相邻又不相通,是对前人理论的进一步补充。

清代大医学家王清任,是富有革新精神的解剖学家。他青年时开过药铺而后从医,发现古籍中脏腑的论述及有关绘图有误。为了证明脏腑结构与医疗的重要性,他用几十年的时间对人体结构进行实体观察和研究，29 岁时行医河北滦县时，正遇瘟疫流行，死婴很多，以席裹身半埋野外，狗食后破腹露脏。王清任利用 10 天的时间，不顾染疾的危险，对几十具尸体脏腑的位置、形态、相互关联等情况进行观察，掌握了第一手资料。为了弄清楚胸膈膜的位置和整体状态，他又多次观察刑场上死囚尸体的真实现状，写成《医林改错》一书，并绘制成《脏腑图记》25 幅。王清任在肺系的改错中明确表明，肺外皮实无透窍，亦无行气的二十四孔，也非古人所述的六叶。他所论述的肺管及逐级的分支就是西医解剖学中的气管、支气管、毛细支气管，这些内容都是前人未曾论述的。王清任又明确提出"灵机记性，在脑不在心"的观点。他一位杰出的医学革新家，在中医解剖学的发展史上做出了巨大贡献，值得肯定。

　　纵观所述，中医解剖学有着悠久的历史，甚至在一定的历史时间内还处于世界领先地位，但是由于长期受到封建思想及古代哲学思想的影响，医学家在中医解剖学临床实践观察的基础上，在人体生理、病理所表现的"有诸内者，必形诸外"的观点和传统文化"天人合一"观念的影响下，将人体内外的生理、病理、形态结构、脏腑关系及自然社会关系集结起来，形成"藏象"概念，用以指导临床实践。如肺主气，司呼吸，朝百脉，主治节，合皮毛，开窍于鼻，与大肠相表里，情志为悲，五声为哭，变动为咳，五季为秋，五色为白，五季为秋五气为燥，五味为辛等，用以表述肺系的功能及天人合一的归属，形成独特的理论体系，在几千年的临床中为中华民族的繁衍健康做出了巨大贡献。

二、肺系生理特点

小儿与成人在生理特点上有着明显的不同，年龄越小，表现越为明显。小儿肺脏尤为娇嫩，卫外功能不足，不耐寒热，极易被外邪侵入，由表入里，侵袭肺系。肺系的生理功能归纳起来有以下几个方面。

1. 肺主气，司呼吸，朝百脉，主治节

《素问·五脏生成》中说："诸气者，皆属于肺。"肺主全身之气又主呼吸之气。"气"是人体赖以生存的重要物质，它的来源一方面是脾脏上输于肺的水谷精气，另一方面是从体外吸入的新鲜氧气，两气相会于肺，产生促进和维持人体功能活动的"宗气"。因此，肺脏的呼吸是否健康，直接关系到宗气的形成。

此外，肺为心的"相傅之官"，肺朝百脉，即全身血液都通过血脉向肺脏汇聚，进行气体交换，吐故纳新，然后通过肺的推动、运行、调节、输布，把新鲜血液输送到全身，维持全身的功能活动。由此可见，血液运行虽然由心所主，但必须有肺的辅助和推动，这就是肺朝百脉、主治节的内涵。

2. 肺主宣发肃降，通调水道

肺的宣发作用是指肺脏向上、向外的升宣和离散的生理作用。其一：通过肺的气化和呼气的过程将体内产生的浊气排出体外；其二：通过肺的宣发作用将脾输入肺脏的津液和水谷精微输布全身，上达头面，外达人体皮毛；其三：宣发卫气到皮毛肌腠，发挥《灵枢·决气》所说的"熏肤，充身，泽毛"作用，增强人体抵御外邪的能力，同时还可将代谢后的津液化为汗液排出体外。

肺脏的肃降作用是指肺的清肃和下降的生理作用。其一：肺脏将吸入人体的清气与脾脏输入肺脏的水谷精微物质所形成的宗气向下向内布散，用以濡养内脏和资补元气；其二：肺脏将脏腑代谢后的浊液下输膀胱，排出体外；其三：具有肃清肺系中肺脏和气道病理性产物如痰液及异物的作用；其四：肺与大肠相表里，肺气的肃降有助于大肠的传导，具有以气助力的排便作用。

3.肺外合皮毛，开窍于鼻，主声音

皮毛包括皮肤、汗孔、毫毛等组织，是人体体表抵御外邪入侵的第一道防线。它依赖卫气和津液的温润，如果濡养得当，则皮肤致密润泽，汗孔开合适宜，毫毛亮润，抵御外邪侵入人体的能力也强。此外，肺开窍于鼻，连咽喉，接气道，通于肺，构成肺系。鼻主嗅觉，辨五气（辛燥焦香腐），《灵枢·脉度》指出"肺气通于鼻，肺和则鼻能知臭香矣"；声音出于喉，肺气和则声音彰。

三、肺系病理特点

病理在中医学中又称病机，是指疾病发生、发展、变化的机理。肺系疾病除了具有一般疾病的病机基础外，还有其自身的特点。

1.肺为娇脏，传变迅速

小儿脏腑娇嫩，形气未充，肺脏尤甚，肺主清肃，肺叶娇嫩，不容纤芥，不耐寒热，肺又居上焦，主皮毛，开窍于鼻，因此，外邪袭人，不从皮毛必从肺窍而入。《灵枢·逆顺肥瘦》有"婴儿者，其肉脆、血少、气弱"的记载，这种生理特点决定了小儿肺

系不仅容易受病而且传变迅速。《温病条辨·解儿难》中记载"脏腑薄，藩篱疏，易于传变"，传变迅速同样是由于形气未充、脏腑娇嫩的原因。小儿的这一生理特点决定了其肺系御邪能力弱，屏障作用差，外邪极易入里，甚至出现"逆传心包"的变证。

2. 外邪侵袭肺系，阳证、热证居多

外邪侵袭肺系后，是表现为热证还是寒证，一方面取决于外邪的性质，另一方面取决于人体的体质。小儿被称为"纯阳之体"，阳气偏盛，感邪极易入里化热，年龄越小表现越明显。寒邪如同"火中投冰"，很快入里化热，即使年长儿所表现的"寒证"也是一显而过，继而表现为阳证、热证。

3. 易虚易实，易寒易热

肺为娇脏，易受邪侵，易虚易实，易寒易热也是小儿肺系疾病的病理特点。"邪气盛则实，精气夺则虚。"实指邪实，虚指正虚。小儿肺系疾病的发生常伴有脾虚食积的表现，因此邪实和积滞是"易实"的表现；小儿肺气未充，再受外邪的耗损，更显肺气不足的虚象，这是"易虚"的表现；积滞日久，滞热内生，这是"易热"的表现；外邪耗伤肺气，阳气虚衰，可以转化虚寒证，这是"易寒"的表现。

第二节　西医对儿童呼吸系统解剖、生理的认识

呼吸系统是实现呼吸功能的器官，呼吸器官的功能是执行机

体与外界的气体交换，也就是人体不断地从外界吸入氧气，同时又不停地排出二氧化碳。呼吸系统由呼吸道和肺脏两部分组成。呼吸道由骨和软骨构成，保证气体顺利进入人体的肺脏。人体的呼吸道以喉的环状软骨下缘为界，分为上、下两部分。上呼吸道包括鼻、鼻旁窦、鼻泪管、鼻咽部和咽、耳咽管、喉；下呼吸道包括气管、支气管和肺脏。学龄儿童呼吸系统发育尚未完全，整个呼吸道的管腔较成人狭窄，总长度也短，其黏膜柔软，血管丰富。

一、儿童上呼吸道的解剖、生理、病理特点

1. 鼻

新生儿出生后头颅和面骨发育不全，头围仅为成人的60%，因此，鼻和鼻咽腔短而狭窄，几乎没有下鼻道，以后随着头颅、面骨、颌骨的发育及牙齿的萌出，鼻道才开始加长加宽，大约4岁才开始形成下鼻道。婴幼儿鼻腔内没有鼻毛，对空气净化作用不利，而鼻腔黏膜又薄弱，鼻腔黏膜富有血管，这种解剖特点决定了一旦出现感冒，鼻腔黏膜血管充血，再加上鼻腔狭窄，极易导致鼻塞，而出现烦躁哭闹、拒乳拒食、呼吸困难等现象。此外，婴儿时期鼻黏膜下层缺少海绵组织，所以很少出现鼻出血现象，到了年长儿，特别是性成熟期才易出现鼻出血。

由此可见，鼻不仅能将空气送入体内，在这个过程中还可以对进入体内的空气进行净化、温化、湿化、冷却，把空气调整到适宜的温度和湿度，以适合身体的需要。年长儿鼻毛长出后还参与呼吸道净化空气的作用。鼻还具有嗅觉功能，对声音有共鸣

作用。

2. 鼻旁窦

鼻旁窦位于鼻腔的周围，是藏于面颅骨和脑颅骨的含气空腔，共4对，即上颌窦、额窦、筛窦、蝶窦，并有开口与鼻腔上鼻道和中鼻道相通。鼻旁窦具有湿润和温暖吸入空气的作用，并有共鸣和护脑的作用。婴幼儿鼻旁窦并不发达，新生儿已有上颌窦，但很小；筛窦也已出现，但蜂窝不明显；额窦和蝶窦均未发育。所以乳儿一般不患鼻窦炎。幼儿的上颌窦和筛窦2岁开始发育迅速，6岁时发育已较充分，12岁发育成熟。额窦2岁时才开始出现，6岁时如黄豆大小，12岁发育成熟。幼儿蝶窦到3岁时才与鼻腔相通，6岁开始发育迅速。

3. 鼻泪管

鼻泪管位于眼的内眦，通于下鼻道。鼻泪管中的泪液用于湿润眼球表面，防止角膜干燥，冲洗微尘，入鼻腔内湿润鼻腔黏膜，并含有溶菌酶用于杀菌。儿童由于鼻泪管较短且开口的瓣膜发育不全，所以上呼吸道感染时易引起眼结膜炎。

4. 鼻咽部和咽

鼻咽部和咽是鼻腔的后延部分，儿童咽部狭小而垂直并富集淋巴组织，最大的一对当属位于腭舌弓与咽舌弓间的腭扁桃体，外形呈卵圆形，其中含有多种吞噬细胞，可以产生免疫细胞和抗体，具有一定的防御功能。儿童半岁后腭扁桃体开始发育，10岁达高峰，15岁左右开始退化。腺样体也叫咽扁桃体或增殖体，位于鼻咽部顶部，呈扇形，属于淋巴组织。腺样体出生后随着年龄的增长逐渐长大，2岁后到学龄前是增殖高峰时期，10岁以后逐渐萎缩。腺样体可因反复感染发炎而发生病理性增生，从而引起鼻堵、夜睡不宁、张口呼吸、鼻鼾明显，严重时可出现呼吸暂停及腺样体面容等。腺样体增生在儿童常与慢性扁桃体炎、扁桃体肥大同时存在。

5. 咽鼓管

咽鼓管是中耳鼓室与鼻咽部之间的通道。咽鼓管的内侧端开口位于鼻咽部下鼻甲后的侧壁，儿童的咽鼓管与成人相比短而平，管径宽，因此咽部感染容易经咽鼓管侵入鼓室引起发炎。咽鼓管具有维持鼓室腔与外界气压平衡的作用，以利于鼓膜的颤动，同时又有排除中耳分泌物的作用。咽鼓管管口平时闭合，当吞咽、呵欠时，管口张开，空气进入鼓室。

6. 喉

喉不仅是呼吸的要道，而且是发音器官。喉上通喉咽，下接气管。新生儿喉头位置较成人为高，儿童的喉腔较成人狭窄，喉部的黏膜也较为娇嫩，黏膜下组织松弛，同时又富有血管，因此，婴幼儿轻微的炎症即可引起喉部充血水肿，进而可以出现喉痉挛、喉梗阻等危急重症。3 岁以后的男童，喉的甲状软骨开始形成锐角，7 岁时这种变化更为明显，10 岁以后的男性学龄儿童就显出男人所特有的喉头改变。喉通过声门裂的开合控制气体的流量，以利于肺泡内气体的交换及形成语音的原音，经上呼吸道咽、腭、舌、齿、唇、鼻腔、鼻窦等外在器官的配合、共鸣，使语音更加清晰。喉具有保护下呼吸道的功能，当吞咽时，呼吸暂停，声门关闭，防止食物进入气管。此外，喉还具有屏气功能，屏气时，呼吸停止，胸腔压力固定，膈肌下降，腹肌收缩，以利于负重、呕吐、分娩、排便。

二、儿童下呼吸道的解剖、生理、病理特点

1. 气管、支气管

新生儿气管长度为 4cm，仅为成人的 1/3。气管始于第 4 颈椎水平，在第 3 ～ 4 胸椎水平上气管第一次分支成为左、右支气管。右支气管为气管的直接延续，较为陡直，与气管延长线夹角仅为 20°～ 25°。因此异物多坠入右支气管。左支气管细长又较为倾斜，与气管延长线夹角为 40°～ 50°。儿童气管、支气管直径较成人相对狭窄，气管的生长与躯干的生长相平行。气管黏膜柔软而又富有血管，但黏液腺发育不充分，因此易干燥，弹力差，气管纤毛运动也差，排运分泌物及异物的能力弱。这些解剖生理特点使学龄儿童的气管、支气管易受损伤、感染和阻塞。新生儿肺重和肺总量仅为成人的 1/20，气管直径仅为成人的 1/4，而毛细支气管的数量仅增两倍且壁厚，因此，幼儿肺间质发育较强，血管丰富，这种解剖、生理特点使小儿肺脏含气量少、充血量大，极易因支气管痉挛或黏膜肿胀，分泌物堵塞而发生梗阻。

2. 肺

肺是呼吸系统最主要的功能器官，是气体交换的场所。肺位于胸腔内，分左右两部分。右肺分三叶，左肺分二叶。2 岁前，右肺并非三叶，中叶和上叶尚未分开。支气管进入左右两肺后，逐渐分成越来越细的分支，犹如树枝的分布，最终形成呼吸性细支气管和肺泡管，在其末端附着很多肺泡。肺泡是由一层薄薄的上皮细胞构成的囊泡，其上贴满了来自体内的毛细血管，人体内外

的气体就可以用弥散的方式通过它来进行交换。新生儿肺泡仅为成人的8%左右，气道数量仅为成人的10%，肺泡面积较成人更小为3%。婴幼儿日生夜长，加上每天生理需要量，代谢率又明显高于成人，这些特点决定了小儿肺的代偿功能不足，易发生呼吸衰竭。此外，新生儿肺的含气量少，含血量偏多，易于感染，易导致间质性肺炎、肺不张的发生。

3. 肺门

肺门是由肺动脉、肺静脉、左主支气管、右主支气管、叶支气管、淋巴结及神经组成。肺门淋巴结与肺脏各部位的淋巴结都有关联，因此，肺内有任何炎症都会引起肺门淋巴的增殖反应。

4. 胸膜

新生儿、乳婴儿胸膜纤细，固定不稳，易于移动。胸膜腔由壁层胸膜和脏层胸膜及肺叶间的脏层胸膜组成，形成闭密腔。乳婴儿胸膜腔因壁层固定不稳，容易松动伸展，再加上纵隔柔软疏松，一旦胸腔出现积液，纵隔就会发生偏移，带动胸腔内的器官如心脏也发生移位，从而出现血液循环失调。

5. 纵隔

纵隔由众多血管、淋巴结、神经干组成，结构疏松柔软。纵隔前为胸骨，后为椎体，下是膈肌，两侧是胸膜的纵隔层。纵隔又分为前、后两部分，前纵隔又分为上、下两部分，各部之间均有裂隙及窦相通。

6. 膈肌与肋间肌

膈肌是重要的呼吸肌，成人在平静坐位或立位时2/3的潮气量是由膈肌运动产生的，新生儿只有1/4的膈肌耐疲劳，成人则高达

50% 以上，所以小儿呼吸肌易于疲劳，成为导致呼吸衰竭的重要因素。肋间肌分为肋间内肌和肋间外肌，肋间内肌在呼气中起作用，肋间外肌在吸气中起作用。肋间肌可以使肋骨产生运动，有助于呼吸，其收缩的张力又可以防止肋间隙内陷或外膨。但肋间肌的肌力较弱，一旦发生内陷，就会影响肺的扩张。

7. 胸廓

新生儿胸廓水平面呈圆形，随年龄的增长横径比前后径增长。新生儿胸廓肌肉尚不发达，肋骨水平几乎与脊柱呈直角，似在吸气状态，随着年龄的增长，体位直立，加上胸骨的发育，胸廓逐渐发育成熟。

第三节　中医诊治支气管哮喘的历史沿革

中医对"哮喘"病一词的命名最早始于元代朱丹溪所著的《丹溪心法》，在元代之前，传统的哮喘多以"哮证""喘证"相称。

有关哮喘病，早在《黄帝内经》中就有多处的记载。如《素问·逆调论》记载"不得卧而息有音者，是阳明之逆也"；《素问·太阴阳明论》记载"犯贼风虚邪者，阳受之则入六腑，阴受之则入五脏，入六腑则身热不时卧，上为喘呼"；《素问·阴阳应象大论》记载"视喘息、听声音而知所苦"；《素问·阴阳别论》记载"阴静于内，阳扰于外，魄汗未藏，四逆而起，起则熏肺，使人喘鸣";《素问·奇病论》记载"喘息气逆";《灵枢·五阅五使》记载"肺病者，喘息鼻张"。这些古籍所述不仅是病的描述，还包括了病因、病机、病症和病位。值得一提的是,《素问·通评虚实论》中还特地描述了"乳子中风热，喘鸣肩息"的病症，说明哮喘病在当时乳婴儿感受外邪发病出现喘息的情况是普遍存在的，已引起医家的重视并载入医籍。

东汉张仲景所著《伤寒杂病论》中有"咳而上气，喉中水鸡声，射干麻黄汤主之"的记载，进一步阐述了咳喘症状及其治法方药。他所创立的名方如"麻杏石甘汤""桂枝汤""小青龙汤"等众多方剂流传至今，仍然是内科、儿科治疗哮喘的常用方剂。

隋代巢元方所著《诸病源候论》将哮喘列为专病，在阐述肺系的疾病时从病因、病理、病证的角度进行总结，论理深刻，细腻。例如在阐述肺结核传染性强、危害性大时描述:"死后复易旁人，乃至灭门。"这种论述真实、深刻，令人警觉。在谈到感冒的病因时用"天人合一""顺应四时"的观点解释"因岁气不和，温凉失节"，非常贴切，易于理解。这些观点即便是在今天也是十分适用的。巢氏着重指出哮喘病发病的病理过程是经过"肺管不利""气道涩""喘息不通"三个环节形成的，这与西医学的病理过程是吻合的。

唐代孙思邈的《备急千金要方》、王焘的《外台秘要》是两部唐代有代表性的医学著作，其中有专门论述"小儿伤寒暴嗽"的病症内容，并有"上气喉咽鸣，气逆"描述哮喘发作的病状。用来治疗肺系的方剂众多，如大前胡汤、犀角散、大枣汤、葶苈汤等。这些方剂的组成、治疗范围已突破以往治疗肺系疾病方剂的范围，应用更加广泛灵活。

宋代钱乙作为中医儿科鼻祖，他的专著《小儿药证直诀》在中医儿科发展史上占有重要地位，对小儿生理的论述奠定了学科理论基础。他注重儿科面诊，并结合脉象判断、分析五脏的病理变化；他创制五脏补泻的方剂，特别是治疗肺系的方剂，如补肺散、葶苈丸、泻白散、阿胶散，至今仍应用于临床各科。

金元时期中医出现了学术争鸣的局面，出现了"金元四大家"，即"滋阴学派"朱丹溪、"补土学派"李东垣、"寒凉学派"刘完素、"攻下学派"张从正。四大流派各有其说，无论是从中医理论上，还是从医疗实践上都极大地推动了中医事业的发展。特别是朱丹溪，他在《丹溪心法》中首次提出了"哮喘"并被以后医家所采用，提出"哮喘专主于痰"的观点，认识到人的七情、饮食、体弱均可成为致喘的内因，他说："七情之所感伤，饱食动作，脏气不和，呼吸之息，不得宣畅而为喘急，亦有脾肾俱虚，体弱之人，皆能发喘。"刘完素认为哮喘的病因在于"火热"，他说："病寒则气衰而息微，病热则气甚而息粗……故寒则息迟气微，热则息数气粗而为喘也。"这些学术上的争鸣对本病理论上的充实、认识上的深化、疗效上的提高都有着极大的促进作用。

明清时期，中医学术思想和临床实践又有了进一步的发展，名医辈出，学术上争鸣博采，医术上流派纷呈，著书立说蔚然成风。在肺系疾病发生的病因、病机、病理的理论探讨和临证经验总结方面都有所发现和创新。明代虞抟所著《医学正传》中把"哮"和"喘"用简洁的语言作了明确的划分，"喘以气息言，哮以声响言"，并进一步指明"喘促喉中如水鸡声者，谓之哮，气促而连属不能以息者，谓之喘"。明代秦景明所著《症因脉治》中"哮病论"也与喘作了鉴别："哮与喘似同而实异。短息，喉中如水鸡声者，乃谓之哮；但张口气急，不能转息者，谓之喘。"清代吴谦等编《医宗金鉴·幼科杂病心法要诀》，将喘分为5个证型，即火热喘急、肺虚作喘、风寒喘急、痰饮喘急、马脾风，分别施以凉膈散、洁古黄芪汤、华盖散、苏葶丸、五虎汤。清代李用粹编撰《证治汇补·胸膈门》，在论述哮喘的"痰喘"病因病机时指出："哮虽肺病，而肺金以脾土为母，故肺中之浊痰亦以脾中之湿热为母，俾脾气混浊，则上输浊液，尽变稠痰，肺家安能清净，所以清脾之法，尤要于清肺也。"他又进一步指出："哮即痰喘之久而常发者，因内有壅塞之气，外有非时之感，膈有胶固之痰，三者相合，闭拒气道，搏击有声，发为哮病。"李氏对痰喘产生的病因、病机作了精辟清晰的解释。

沈金鳌所著《杂病源流犀烛·咳嗽哮喘源流》中论述："喘因虽多，而其原未有不由虚者，元气衰微，阴阳不接续，最易汗脱而亡，一时难救，古人言诸般喘证，皆属恶候是也……凡喘皆不可忽视也。"可见，沈氏认为本病的发生由"虚"而生，而后出现了一系列病理变化和病症，预后险恶，不可忽视。这说明当时的医家对本病已非常重视。沈氏在书中特别谈到小儿哮喘发生的病因、病理特点及治疗原则："小儿行走气急作喘，必是食，食喘必兼感，如感风疏风，感气开气，受惊镇惊，加入消食药中自愈。"这段论述和现代对本病的解释十分贴近，小儿感冒夹食的证型在临床上多见，年幼儿由肺系感染诱发哮喘也是儿科的一大特点，在哮喘急性发作时"急则治其标""有其症施其药"也是现代小儿哮喘急性发作的治疗原则。

明清时期出现了很多医学著作和丛书，其中既有内容丰富、理论性强的大型医著如《景岳全书》《医宗金鉴》，又有实用性强、便于阅读指导实践的丛书如《时方妙用》《医学心悟》等。这些著作中有很多肺系疾病包括儿科哮喘的论述，至今仍在沿用并不断创新。

纵观几千年的中医发展史，历代医家对哮喘理论上的钻研争鸣、治疗上的实践总结从来没有停止过，前仆后继，给后人留下丰富的经验，为我们医、教、研深入开展，中医药事业的传承、创新、发展提供了良好的条件。

第四节　支气管哮喘的定义及儿童哮喘诊断

支气管哮喘（以下简称哮喘）是儿童最常见的慢性气道炎症性疾病，患病率呈明显上升趋势。最新发布的《儿童支气管哮喘诊断与防治指南（2016年版）》是在2008年哮喘指南的基础上，参照全球哮喘防治倡议2015年版（GINA2015）、英国哮喘指南2014年版、加拿大学龄前儿童哮喘诊治意见书2015版、PRACTALL儿童哮喘共识2008版、儿童哮喘国际共识2012版共5项近年来国外发表的防治指南，以及近5年来国内的哮喘诊治共识，结合国内实情与临床经验进行修订，兼具实用、易行两条准则。本书引用2016版指南中西医哮喘的定义、诊断、分期及分级的概念，并参考医学著作《儿童支气管哮喘的诊断及治疗》对小儿哮喘的鉴别诊断部分。

一、定义

支气管哮喘是一种以慢性气道炎症和气道高反应性为特征的异质性疾病，以反复发作的喘息、咳嗽、气促、胸闷为主要临床表现，常在夜间和（或）凌晨发作或加剧。呼吸道症状的具体表现形式和严重程度具有随时间而变化的特点，并常伴有可变的呼气气流受限。

二、诊断

儿童处于生长发育过程，各年龄段哮喘儿童由于呼吸系统解剖、生理、免疫、病理等特点不同，哮喘的临床表型不同，哮喘的诊断思路及其具体检测方法也有所差异。

1. 儿童哮喘的临床特点

（1）呼吸道症状：喘息、咳嗽、气促、胸闷为儿童期非特异性的呼吸道症状，可见于哮喘和非哮喘性疾病。典型哮喘的呼吸道症状具有以下特征：①诱因多样性：常有上呼吸道感染、变应原暴露、剧烈运动、大笑、哭闹、气候变化等诱因。②反复发作性：当遇到诱因时突然发作或呈发作性加重。③时间节律性：常在夜间及凌晨发作或加重。④季节性：常在秋冬季节或换季时发作或加重。⑤可逆性：平喘药通常能够缓解症状，可有明显的缓解期。认识这些特征，有利于哮喘的诊断与鉴别诊断。

（2）病史及家族史：湿疹、变应性鼻炎等其他过敏性疾病病史或哮喘等过敏性疾病家族史，可以增加哮喘诊断的可能性。

（3）异常体征：哮喘患儿最常见的异常体征为呼气相哮鸣音，但慢性持续期和临床缓解期可能没有异常体征。重症哮喘急性发作时，由于气道阻塞严重，呼吸音可明显减弱，哮鸣音反而减弱甚至消失（"沉默肺"），此时通常存在呼吸衰竭的其他相关体征，甚至危及生命。

（4）肺功能变化：哮喘患儿肺功能变化具有明显的特征，即可变性呼气气流受限和气道反应性增加，前者主要表现在肺功能变化幅度超过正常人群，不同患儿的肺功能变异度很大，同一患儿的肺功能随时间变化亦不同。如患儿肺功能检查出现以上特点，结合病史，可协助明确诊断。

（5）小于6岁儿童喘息的特点：喘息是学龄前儿童呼吸系统疾病中常见的临床表现，非哮喘的学龄前儿童也可能会发生反复喘息。目前学龄前儿童喘息主要有以下两种分类方法。

按症状表现形式分：①发作性喘息：喘息呈发作性，常与上呼吸道感染相关，发作控制后症状可完全缓解，发作间歇期无症状。②多诱因性喘息：喘息呈发作性，可由多种触发因素诱发，喘息发作的间歇期也有症状（如夜间睡眠过程中、运动、大笑或哭闹时）。临床上这两种喘息表现形式可相互转化。

按病程演变趋势分：①早期一过性喘息：多见于早产和父母吸烟者，主要是环境因素导致的肺发育延迟所致，年龄的增长使肺的发育逐渐成熟，大多数患儿在生后3岁之内喘息逐渐消失。②早期起病的持续性喘息（指3岁前起病）：患儿主要表现为与急性呼吸道病毒感染相关的反复喘息，本人无特应征表现，也无家族过敏性疾病病史。喘息症状一般持续至学龄期，部分患儿在 12 岁时仍然有症状。小于 2 岁的儿童，喘息发作的原因通常与呼吸道合胞病毒等感染有关；2 岁以上的儿童，往往与鼻病毒等其他病毒感染有关。③迟发性喘息／哮喘：患儿有典型的特应征背景，往往伴有湿疹和变应性鼻炎，哮喘症状常迁延持续至成人期，气道有典型的哮喘病理特征。

需要注意的是，在实际临床工作中，上述表型分类方法通常无法实时、可靠地将患儿归入具体表型中，因此这些表型分类的临床指导意义尚待探讨。

2. 哮喘诊断标准

哮喘的诊断主要依据呼吸道症状、体征及肺功能检查，证实存在可变的呼气气流受限，并排除可引起相关症状的其他疾病。

（1）反复喘息、咳嗽、气促、胸闷，多与接触变应原、冷空气、物理、化学性刺激、呼吸道感染、运动以及过度通气（如大笑和哭闹）等有关，常在夜间和（或）凌晨发作或加剧。

（2）发作时双肺可闻及散在或弥漫性、以呼气相为主的哮鸣音，呼气相延长。

（3）上述症状和体征经抗哮喘治疗有效，或自行缓解。

（4）除外其他疾病所引起的喘息、咳嗽、气促和胸闷。

（5）临床表现不典型者（如无明显喘息或哮鸣音），应至少具备以下 1 项：

1）证实存在可逆性气流受限：①支气管舒张试验阳性：吸入速效 β_2 受体激动剂（如沙丁胺醇压力定量气雾剂 200 ～ 400μg）后 15 分钟第一秒用力呼气量（FEV_1）增加 ≥ 12%。②抗炎治疗后肺通气功能改善：给予吸入糖皮质激素和（或）抗白三烯药物治疗 4 ～ 8 周，FEV_1 增加 ≥ 12%。

2）支气管激发试验阳性。

3）最大呼气峰流量（PEF）日间变异率（连续监测 2 周）≥ 13%。

符合第（1）～（4）条或第（4）、（5）条者，可诊断为哮喘。

3. 哮喘诊断注意点

（1）流行病学：我国儿童哮喘流行病学调查结果显示，城市儿童哮喘的漏诊率达 30%。哮喘的规范控制治疗需要持续较长的时间，部分患儿可能需要数年之久，因此，对于临床症状和体征提示哮喘，包括临床特征较典型的病例，均强调尽可能进行肺通气功能检查，以获取可变呼气气流受限的客观诊断依据，避免诊断不足和诊断过度。

（2）小于 6 岁儿童哮喘的诊断线索：儿童哮喘多起始于 3 岁前，具有肺功能损害的持续性哮喘患儿，其肺功能损害往往开始于学龄前儿童。因此，从喘息的学龄前儿童中识别出可能发展为持续性哮喘的患儿，并进行有效早期干预是必要的。但是目前尚无特异性的检测方法和指标可作为学龄前喘息儿童哮喘诊断的确诊依据。对于临床表现不典型者，主要依据症状 / 发作的频度、严重程度及是否存在哮喘发生的危险因素，评估患儿发展为持续性哮喘的可能性，从而判断是否需要启动长期控制治疗，并依据治疗反应进一步支持或排除哮喘的诊断。临床实践中也可以通过哮喘预测指数（modified asthma predictive index）和哮喘预测工具（asthma prediction tool）等评估工具对幼龄儿童喘息发生持续哮喘的危险度做出评估。

（3）喘息儿童如具有以下临床特点时高度提示哮喘的诊断：①多于每月1次的频繁发作性喘息。②活动诱发的咳嗽或喘息。③非病毒感染导致的间歇性夜间咳嗽。④喘息症状持续至3岁以后。⑤抗哮喘治疗有效，但停药后又复发。如怀疑哮喘诊断，可尽早参照哮喘治疗方案开始试验性治疗，并定期评估治疗反应，如治疗4～8周无明显疗效，建议停药并作进一步诊断评估。另外，大部分学龄前喘息儿童预后良好，其哮喘样症状随年龄增长可能自然缓解，对这些患儿必须定期（3～6个月）重新评估，以判断是否需要继续抗哮喘治疗。

4. 咳嗽变异性哮喘（CVA）的诊断

CVA是儿童慢性咳嗽最常见原因之一，以咳嗽为唯一或主要表现。诊断依据：①咳嗽持续＞4周，常在运动、夜间和（或）凌晨发作或加重，以干咳为主，不伴有喘息。②临床上无感染征象，或经较长时间抗生素治疗无效。③抗哮喘药物诊断性治疗有效。④排除其他原因引起的慢性咳嗽。⑤支气管激发试验阳性和（或）PEF日间变异率（连续监测2周）≥13%。⑥个人或一、二级亲属过敏性疾病史，或变应原检测阳性。以上第①至④项为诊断基本条件。

三、鉴别诊断

1. 毛细支气管炎

毛细支气管炎主要是由呼吸道合胞病毒及副流感病毒感染所致，好发于2～6个月的婴儿，常于冬春季流行。喘息是急性呼吸道感染最常见的症状，尤其以病毒感染为著。第一次婴幼儿喘息可能是毛细支气管炎，而1岁时出现多次喘息可能是哮喘，如哮喘治疗有效则有助于诊断。

2. 喘息性支气管炎

喘息性支气管炎发生在3岁以内，临床表现为支气管炎伴喘息，常有发热、喘息随炎症控制而消失，一般无呼吸困难，病程约1周。大部分到4～5岁时发作停止.现一般倾向如有典型呼气相喘息，发作≥3次，并除外其他引起喘息疾病，即可诊断为哮喘，如喘息发作2次，有特应性体质、家族哮喘病史、血清IgE升高，应及早进行抗哮喘治疗。

3. 先天性喉喘鸣

先天性喉喘鸣是因喉部发育较差引起喉软骨软化，在吸气时喉部组织陷入声门而发生喘鸣及呼吸困难。小儿于出生时或生后数天出现持续吸气性喘鸣，重者吸气困难，并有胸骨上窝及肋间凹陷，在俯卧位或被抱起时喘鸣有时可消失，喘鸣一般6个月到2岁消失。

4. 异物吸入

异物吸入好发于幼儿及学龄前期儿童，有吸入异物史，呛咳可有可无，有时胸部X线摄片检查无异常，应做吸气及呼气相透视或摄片，可有纵隔摆动，或由于一侧气体滞留而两肺透光度不一致。如X线检查阴性，仍不能除外异物，可做支气管镜检查，异物吸入引起的喘息可随着异物的取出而消失。另外，还应注意偶有食道内异物压迫气道引起喘息。

5. 支气管淋巴结核

支气管淋巴结核可由肿大的淋巴结压迫支气管或因结核病变腐蚀和侵入支气管壁导致部分或完全阻塞，出现阵发性痉挛性咳嗽伴喘息，常伴有疲乏、低热、盗汗、体重减轻。临床可做T-SPOT.TB（结核感染 T 细胞免疫斑点试验）、结核菌素试验、胸部影像学检查、痰结核菌检查和测定血清抗体，疑有支气管内膜结核引起的气道阻塞应做支气管镜检查。

6. 环状血管压迫

环状血管为先天性畸形，多发生于主动脉弓处，有双主动脉弓或有环状血管畸形。由一前一后血管围绕气道和食道，随后两者又合并成降主动脉，某些病例右侧主动脉弓和左侧主动脉韧带形成一个环，前者压迫气管及食道。

7. 胃食管反流

多数婴儿进食后发生反流，是食管黏膜有炎症改变，反流引起反射性气管痉挛而出现咳嗽、喘息，可行吞钡 X 线检查，用食管 24 小时 pH 值监测以助诊断。

8. 先天性气道畸形

如喉蹼、血管瘤、息肉等，先天性气道发育异常造成喉部狭窄，若喉部完全阻塞者生后可因窒息而死亡。如喉部部分阻塞，哭声减弱、声嘶或失声，有吸气及呼气性呼吸困难及青紫。体检局部无炎症表现，喉镜检查可见喉蹼。X 线检查及支气管镜检查可协诊息肉及血管瘤。

四、哮喘分期与分级

1. 分期

根据临床表现，哮喘可分为急性发作期（acute exacerbation）、慢性持续期（chronic persistent）和临床缓解期（clinical remission）。急性发作期是指突然发生喘息、咳嗽、气促、胸闷等症状，或原有症状急剧加重；慢性持续期是指近 3 个月内不同频度和（或）不同程度地出现过喘息、咳嗽、气促、胸闷等症状；临床缓解期系指经过治疗或未经治疗，症状、体征消失，肺功能恢复到急性发作前水平，并维持 3 个月以上。

2. 分级

哮喘的分级包括哮喘控制水平分级、病情严重程度分级和急性发作严重度分级。

（1）哮喘控制水平分级：哮喘控制水平的评估包括对目前哮喘症状控制水平的评估和未来危险因素的评估。依据哮喘症状控制水平，分为良好控制、部分控制和未控制。通过评估近 4 周的哮喘症状，确定目前的控制状况（表 2-1、表 2-2）。以哮喘控制水平为主导的哮喘长期治疗方案可使患儿得到更充分的治疗，大多数患儿可达到哮喘临床控制。哮喘预后不良的未来危险因素评估包括未来发生急性发作、不可逆肺功能损害和药物相关不良反应风险的评估。肺通气功能监测是哮喘未来风险评估的重要手段，启动控制药物治疗前（首次诊断时）、治疗后 3 ~ 6 个月（获得个人最佳值）以及后续定期风险评估时均应进行肺通气功能检查。值得注意的是，未启动 ICS（吸入性糖皮质激素）治疗或 ICS 使用不当（包括 ICS 剂量不足、吸入方法不正确、用药依从性差）是未来发生哮喘急性发作和不可逆肺功能损害的重要危险因素。另外，频繁使用短效 β_2 受体激动剂（SABA）是哮喘急性发作的危险因素，过度使用 SABA（使用定量压力气雾剂 > 200 吸 / 月）是哮喘相关死亡的独立危险因素。

表 2–1　≥ 6 岁儿童哮喘症状控制水平分级

近 4 周哮喘评估项目	良好控制	部分控制	未控制
日间症状 > 2 次 / 周	无	存在 1 ～ 2 项	存在 3 ～ 4 项
夜间因哮喘憋醒			
应急缓解药使用 > 2 次 / 周			
因哮喘而出现活动受限			

表 2–2　< 6 岁儿童哮喘症状控制水平分级

近 4 周哮喘评估项目	良好控制	部分控制	未控制
持续至少数分钟的日间症状 > 1 次 / 周	无	存在 1 ～ 2 项	存在 3 ～ 4 项
夜间因哮喘憋醒或咳嗽			
应急缓解药使用 > 1 次 / 周			
因哮喘而出现活动受限 [a]			

注：a 活动受限指较其他儿童跑步 / 玩耍减少，步行 / 玩耍时容易疲劳。

（2）病情严重程度分级：哮喘病情严重程度应依据达到哮喘控制所需的治疗级别进行回顾性评估分级，因此通常在控制药物规范治疗数月后进行评估。一般而言，轻度持续哮喘是第 1 级或第 2 级阶梯治疗方案治疗能达到良好控制的哮喘；中度持续哮喘是使用第3级阶梯治疗方案治疗能达到良好控制的哮喘。重度持续哮喘是需要第4级或第5级阶梯治疗方案治疗的哮喘。哮喘的严重度并不是固定不变的，会随着治疗时间而变化。

（3）哮喘急性发作严重度分级：哮喘急性发作常表现为进行性加重的过程，以呼气流量降低为其特征，常因接触变应原、刺激物或呼吸道感染诱发。其起病缓急和病情轻重不一，可在数小时或数天内出现，偶尔可在数分钟内危及生命，故应及时对病情做出正确评估，以便即刻给予有效的紧急治疗。根据哮喘急性发作时的症状、体征、肺功能及血氧饱和度等情况，进行严重度分型，详见表2-3、表2-4。

表2-3 ≥ 6岁儿童哮喘急性发作严重度分级

临床特点	轻度	中度	重度	危重度
气短	走路时	说话时	休息时	呼吸不整
体位	可平卧	喜坐位	前弓位	不定
讲话方式	能成句	成短句	说单字	难以说话
精神意识	可有焦虑、烦躁	常焦虑、烦躁	常焦虑、烦躁	嗜睡、意识模糊
辅助呼吸肌活动及三凹征	常有	可有	通常无	胸腹反常运动
哮鸣音	散在，呼气末期	响亮、弥漫	响亮、弥漫、双相	减弱乃至消失
脉率	略增加	增加	明显增加	减慢或不规则

临床特点	轻度	中度	重度	危重度
PEF 占正常预计值或本人最佳值的百分数（%）	SABA 治疗后 > 80	SABA 治疗前 > 50 ~ 80；SABA 治疗后 > 60 ~ 80	SABA 治疗前 ≤ 50；SABA 治疗后 ≤ 60	无法完成检查
血氧饱和度（吸空气）	0.90 ~ 0.94	0.90 ~ 0.94	0.90	< 0.90

注:(1)判断急性发作严重度时，只要存在某项严重程度的指标，即可归入该严重度等级。

（2）幼龄儿童较年长儿和成人更易发生高碳酸血症（低通气）；PEF：最大呼气峰流量；SABA：短效 β_2 受体激动剂。

表 2-4 ＜ 6 岁儿童哮喘急性发作严重度分级

症状	轻度	重度[c]
精神意识改变	无	焦虑、烦躁、嗜睡或意识不清
血氧饱和度（治疗前）[a]	≥ 0.92	< 0.92
讲话方式[b]	能成句	说单字
脉率（次 / 分）	< 100	> 200（0 ~ 3 岁）> 180（4 ~ 5 岁）
紫绀	无	可能存在
哮鸣音	存在	减弱，甚至消失

注：a，血氧饱和度是指在吸氧和支气管舒张剂治疗前的测得值；b，需要考虑儿童的正常语言发育过程；c，判断重度发作时，只要存在一项就可归入该等级。

五、难治性哮喘的定义

难治性哮喘是指采用包括吸入中高剂量糖皮质激素和长效 β_2 激动剂两种或更多种的控制药物规范治疗至少 3 ~ 6 个月仍不能达到良好控制的哮喘。难治性哮喘患儿的诊断和评估应遵循以下基本程序：①判断是否存在可逆性气流受限及其严重程度。②判断药物治疗是否充分，用药的依从性和吸入技术的掌握情况。③判断是否存在相关或使哮喘加重的危险因素，如胃食管反流、肥胖伴或不伴阻塞性睡眠呼吸障碍、变应性鼻炎或鼻窦病变、心理焦虑等。④与其他具有咳嗽、呼吸困难和喘息等症状的疾病鉴别诊断。⑤反复评估患儿的控制水平和对治疗的反应。相对于成人来说，儿童激素抵抗型哮喘的比例更低。因此对于儿童难治性哮喘的诊断要慎重，要根据上述情况仔细评估。

第三章　中医学对儿童哮喘病因、病机的认识

中医学对哮喘的认识源远流长，早在《内经》中即有"喘鸣"之类的记载，元代医家朱丹溪首创"哮喘"病名。中医学认为，哮喘的病因既有外因，也有内因。内因责之于先天禀赋有异，素体肺、脾、肾三脏功能不足，痰饮留伏于肺，成为哮喘之夙根。外因责之于感受外邪，接触异物、异味以及嗜食咸酸等，其中感受外邪是最常见的诱因。

一、肺脾肾不足，痰饮邪伏

小儿肺脏娇嫩，脾常不足，肾常虚。人体水液代谢为肺、脾、肾三脏所司，肺为水之上源，脾胃乃水谷之海，肾主人身水液。若三脏功能失调，则致水液代谢失常，痰浊内生。如因外邪犯肺，或肺气虚弱，则治节无权，水津失于输布，凝液为痰；脾虚不能为胃行其津液，运化失司，湿聚为痰，上贮于肺；肾气不足，不能蒸化水液，也能使水湿上泛为痰，聚液成饮。所谓痰之本水也，源于肾；痰之动湿也，主于脾；痰之末肺也，贮于肺。哮喘小儿常有家族史，具有一定遗传倾向，禀赋有异，形成肺脾肾不足的体质，外易感风邪、内易生伏痰，风痰胶结内着，成为哮喘反复发作的病理基础。又因小儿多饮食不节，或暴饮暴食，或餐风饮

冷，形成食积化热，或内生痰浊，或寒湿、风气内伏，遇外邪侵袭，而肺失宣肃，也是哮喘发作的重要原因。

东汉张仲景《金匮要略》一书称本病为"上气"，从病理上将其归属于痰饮病中的"伏饮"，是后世"宿痰伏肺"病机学说的渊薮。元代医家朱丹溪认为"哮喘必用薄滋味，专主于痰"。秦景明在《证因脉治·哮病》中进一步提出，本病由"痰饮留伏结成窠臼，潜伏于内，遇有七情之犯，饮食之伤，或外有时令之风寒"而诱发。所以说"宿痰伏肺"是古人对哮喘"病理基础"的认识，宿痰不能尽除是哮喘反复发作的根本原因所在。

中医学认为，痰有有形之痰和无形之痰之分。有形之痰，通常为呼吸道所分泌的痰液，相当于西医学的痰；而无形之痰，是指痰饮停留于脏腑经络等组织之中，其存在一般可通过所表现的证候来确定，所以无形之痰指的是脏腑的病理状态和病理产物。中医认为哮喘"宿痰伏肺"病机中的"痰"指的即是无形之痰，指肺脾气虚的病理状态和病理产物，正如西医学认为哮喘患儿长期存在的气道慢性炎症；宿痰引起哮喘反复发作的过程也正如气道慢性炎症导致的气道高反应性，进而引起哮喘反复发作的过程。现代医家还提出哮喘患儿与"宿痰伏肺"病机相关的全身表现为痰蕴状态，认为小儿肺脾常不足，肺脾气虚，气不化津则水湿停聚为痰，除停贮于肺成为哮喘发作的直接诱因外，痰饮还停留于肌肤经络，泛溢周身，而表现为"痰蕴状态"，临床可见患儿面色㿠白、胖而不实、鼻梁青筋、肌肉松弛、喉间痰鸣、易腹泻等征象。全身之痰湿与肺之"伏痰"相互影响，难以尽除，故哮喘反复发作。

二、感受外邪，接触异物

哮喘的发作，是外因作用于内因的结果。其最常见的外因是感受外邪，以六淫为主。六淫之邪，风为百病之长，风为阳邪，起于阴而止于阳。初多风寒，终多风热，或夹暑湿燥邪。清代叶天士《临证指南医案·风》论述，风"盖六气之中，唯风能全兼五气，如兼寒曰风寒，兼暑曰暑风，兼湿曰风湿，兼燥曰风燥，兼火曰风火。盖因风能鼓荡此五气而伤人，故曰百病之长也"。小儿脏腑娇嫩，形气未充，肺常不足，藩篱疏薄，最易为"外风"所伤。外邪袭肺，宣肃失司，肺气不利，引动伏痰，痰气交阻于气道，痰随气升，气因痰阻，相互搏击，气机升降失调，以致呼吸困难，气息喘促，喉间哮鸣痰吼，发为喘息。此外，嗜食咸酸厚味、鱼腥发物，接触花粉、绒毛、油漆、螨虫等异物异味，活动过度或情绪激动，也都能刺激机体，致气机不利，触动内伏风痰，阻于气道，影响肺的通降功能，而诱发哮喘。

关于本病发作之病机，《证治汇补·哮病》论曰："哮即痰喘之久而常发者，因内有壅塞之气，外有非时之感，膈有胶固之痰，三者相合，闭拒气道，搏击有声，发为哮病。"因于外感风寒，或内伤生冷，或素体阳虚、寒痰内伏者，发为寒性哮喘；因于外感风热，或风寒化热，或素体阴虚、痰热内伏者，发为热性哮喘。若是外寒未解，内热已起，可见外寒内热之证；若是风痰恋肺未消，气逆未平，肺脾肾亏虚之证已显，又成虚实夹杂之证。哮喘患儿，本为禀赋异常、肺脾肾三脏不足之体质，反复发作，又常导致肺之气阴耗伤、脾之气阳受损、肾气之阴阳亏虚，因而形成缓解期痰饮留伏，表现为肺脾气虚、脾肾阳虚、肺肾阴虚的不同证候。发作期以邪实为主，迁延期邪实正虚，缓解期以正虚为主，形成三期邪正虚实演变转化的复杂证候。

第四章　西医对儿童哮喘病机和致病因素的认识

　　支气管哮喘是由多种炎症细胞、细胞因子、炎性介质参与的气道慢性炎症性疾病。这种慢性气道炎症导致了气道高反应性，从而引起大小气道出现广泛、可逆、多变的气流受限，并使患儿出现反复发作的喘息、气促、咳嗽、胸闷等临床症状。

　　西医学对于哮喘发病机制的认识近年来有了很大的进展，但仍在探索之中。20世纪70年代以前对本病的认识非常浅近，只是认为哮喘是一种过敏性疾病，治疗方法主要以扩张支气管，解除支气管平滑肌痉挛为主。之后出现了"迷走神经功能亢进学说"和"β受体功能低下学说"。直到20世纪80年代，通过对哮喘动物模型和哮喘病人的支气管肺泡的灌洗检查，逐渐认识到哮喘的本质是气道慢性炎症和气道高反应性。同时随着免疫学、分子生物学、遗传学的发展，对哮喘发病机制的认识更加深入。

　　西医学在治疗手段上认识到，必须把消除气道慢性炎症和降低气道高反应性药物"糖皮质激素"作为防治哮喘的第一线药物，并提倡采用吸入方式使用本药。这种方法具有药物对靶点作用直接、进药迅速、药物用量少、对全身副作用小的优点，可以发挥本法在治疗哮喘方面的独特作用。

第一节　变应性哮喘发病机制

随着对哮喘认识的不断深入，人们越来越感到本病机制的复杂，各种发病机制之间相互交叉影响，呈现一种网络状态，这就需要医生进行深入的科研和临床观察，从本质上揭示哮喘的病机，寻找更有效的治疗方法。

目前哮喘在临床上的分类尚无统一的标准，但在小儿大多数哮喘为变应性，这种存在于小儿支气管黏膜的慢性变应性炎症是哮喘的基本病变，变应原起了非常重要的作用，其发病机制过程如下。

一、机体致敏

变应性哮喘是大多数小儿哮喘最常见的类型，本病的发生首先要使机体对相应的变应原处于过敏状态。当变应原首次通过吸入、食入或接触途径进入患儿机体就被抗原呈递细胞（antigen presenting cell，APC）吞噬并将其降解成抗原肽类，与机体自身主要组织相容复合物 MHC-Ⅱ类分子相结合形成复合物，这种复合物被 T 细胞受体所识别并激活辅助性 T 细胞（Th）亚群，使之释放细胞因子白细胞介素（interleukin，IL），如 IL-2 、IL-4、IL-13 等。同时将信息传递给 B 淋巴细胞（简称 B 细胞），被激活的 B 细胞先转化为浆母细胞，再分化为浆细胞，最终产生并分泌特异性 IgE。这种特异性 IgE 经血液循环借助于肥大细胞、嗜碱性粒细胞表面的高亲和力与低亲和力细胞表面受体相结合，使细胞处于对某种过敏原的"过敏状态"。这个过程基本没有症状，但气道的炎症一直是存在的。

二、IgE 介导的哮喘早期速发反应

已经处于致敏状态的机体如果再次接触进入体内的同种变应原，这种变应原就会立即与以肥大细胞为主体的易染性细胞特异 IgE 相结合，出现抗原－抗体反应，经过一系列生化过程，被激活的肥大细胞会释放出多种参与气道炎症的细胞因子和介质，这个过程称为"脱颗粒"。

肥大细胞在哮喘发生的整个病理过程中起着很重要的作用。它所释放的大量气道炎症的细胞因子和介质如组胺、趋化因子、白三烯（LT）、类晶体碱性蛋白等，在哮喘发生的不同病理层面都参与气道炎症的发生。这些介质最终导致支气管平滑肌痉挛、气道上皮脱落、气道黏膜水肿、微血管扩张、气道黏膜通透性增强、黏液腺分泌增多等，上述病理变化是导致气道高反应性的基础。

临床上出现的哮鸣、咳嗽、胸闷、发憋、呼气困难等症状，就是 IgE 介导的早期哮喘反应（early asthmatic reaction，EAR）的症状。这种速发反应可持续 1.5 ～ 3 小时。

三、IgE 介导的哮喘迟发反应

在 IgE 介导的哮喘早期速发反应中，肥大细胞所释放的趋化因子有嗜酸性粒细胞和中性粒细胞趋化因子，在趋化因子作用下

及黏附分子（AM）的载运帮助下，这些炎症细胞逐渐移动到支气管黏膜，这个过程需要几个小时才能完成。嗜酸性粒细胞在变应原的刺激下，继而产生多种炎症介质和细胞因子如白三烯（LTC4、LTD4、LTE4）、血小板活化因子（PAF），并释放4种毒性颗粒蛋白质。上述这些炎症细胞、细胞因子、炎症介质的后续产生、释放和病理作用使哮喘持续、反复发生气道高反应性。这个过程可持续数日或数周，称为哮喘迟发反应（late asthmatic response，LAR）。

应该指出的是，虽然大多数小儿哮喘为变应性哮喘，非变应性哮喘的致病机制目前还尚未完全揭示。有人发现有些变应原不通过IgE，也具有嗜酸性粒细胞等炎症细胞对气道损伤所造成的炎症反应。对于病毒感染与哮喘发生的关系，有的观点认为是病毒直接侵入气道损伤上皮，诱发哮喘，继而引起气道高反应性（AHR），同时还可以刺激机体产生病毒特异性抗体，促进炎性介质的释放，导致哮喘的发生。除了上述观点外，还有人提出个体对病毒的易感性强弱也是哮喘发生的重要原因。这些观点都有待于今后进一步研究证实。

第二节 与哮喘发病相关的主要炎症细胞、炎症介质和细胞因子

一、主要炎症细胞

1. 抗原呈递细胞

抗原呈递细胞（antigen presenting cell，APC）种类很多，与哮喘相关的主要包括单核–吞噬细胞、树突状细胞等（其中树突状细胞的抗原呈递能力最强）。这些细胞通过吞噬、加工、处理变应原，使之形成多肽复合物，并被 T 淋巴细胞抗原受体所识别后激活辅助性 T 淋巴细胞（Th），进而将抗原信息传递给 B 淋巴细胞，最终产生特异性 IgE，引发特异性免疫反应。

2. 淋巴细胞

淋巴细胞是机体免疫应答功能的重要细胞成分，都来自骨髓的多能干细胞，体内可同时存在多种功能不同的亚型。淋巴细胞可释放多种白细胞介素，分泌肿瘤坏死因子，趋化炎症细胞的活性，调控 B 细胞产生 IgE。淋巴细胞按其功能的不同，可分为 T 淋巴细胞（又名 T 细胞）、B 淋巴细胞（又名 B 细胞）和自然杀伤细胞（NK 细胞）。

当受抗原刺激后，T 淋巴细胞即转化为淋巴母细胞，再分化为致敏的 T 淋巴细胞，参与细胞免疫；而 B 淋巴细胞先转化为浆母细胞，再分化为浆细胞，产生并分泌免疫球蛋白（抗体），参与体

液免疫。淋巴细胞在哮喘气道炎症形成过程中的不同节段、不同环节都起着十分重要的桥梁作用。

3. 嗜酸性粒细胞

嗜酸性粒细胞（Eos）是哮喘气道炎症发病的重要环节和主要的效应细胞，其对气道的浸润又是哮喘的主要特征。它能分泌具有神经和细胞毒性的蛋白和介质，并在哮喘发作过程中发挥重要作用，特别对气道上皮有很强的损伤作用，与哮喘严重程度及气道高反应性密切相关。

4. 肥大细胞

肥大细胞为始动效应细胞，当致敏的肥大细胞再次遭遇相同抗原攻击后，在肥大细胞膜上就会发生抗原 – 抗体反应，使肥大细胞脱颗粒，释放炎症介质，出现 IgE 介导的哮喘速发反应。后来人们发现，肥大细胞在哮喘迟发反应中也具有重要作用。肥大细胞活化后释放大量炎症介质，其中包括组胺、趋化因子、白三烯、细胞间黏附分子等，造成气道平滑肌收缩、黏膜水肿、血管通透性增加、黏液腺肥大、黏液分泌亢进、黏液栓形成，类胰蛋白酶还可促进气道成纤维细胞、平滑肌细胞的增殖，最终导致气道重塑。

5. 中性粒细胞

中性粒细胞（PMN）有趋化作用、吞噬作用和杀菌作用，其胞浆内含有大量髓过氧化酶、溶菌酶、碱性磷酸酶和酸性水解酶等丰富的酶类。中性粒细胞通过吞噬作用释放超氧阴离子与蛋白酶，对气道造成组织损伤。在危急重症甚或突发濒死及对糖皮质激素治疗无效的哮喘中，中性粒细胞在气道浸润的炎症中起了主要作用。

6. 气道上皮细胞

气道上皮在正常情况下具有重要的保护作用，一方面防止体内水分、电解质、其他物质丢失，另一方面阻止外界有害物质的侵入。皮肤保持着人体内环境的稳定，同时皮肤也参与人体的代谢过程。哮喘发生过程中，气道炎症所造成的气道上皮损伤是普遍存在的，这种病理变化的最终结果是导致气道高反应性。气道上皮细胞还可分泌许多细胞因子和趋化因子，并在上皮细胞受刺激后自发地合成、分泌许多炎症介质，在哮喘慢性炎症中发挥作用。它们能增强血管通透性、促进黏液分泌、参与哮喘气道炎症形成的全过程。另外，上皮细胞是多种细胞因子和趋化因子的重要来源，其合成的细胞因子和趋化因子有 IL-1、IL-8、IL-6、粒细胞-巨噬细胞集落刺激因子（GM-CSF）、肿瘤坏死因子-α（TNF-α）等。气道上皮细胞还可以在激活状态下分泌内皮素，表达细胞间黏附分子（ICAM-1），这种表达对白细胞牢固黏附和白细胞从血管中迁移到炎症组织部位起着关键作用。白细胞表面黏附分子与血管内皮细胞表面的黏附分子相互作用后可介导白细胞从血液循环中迁移到肺组织的炎症部位，这在支气管哮喘发病机制中有重要的作用。因此，保护气道上皮的完整和稳定也是防治哮喘的重要内容。

二、主要炎症介质

1. 组胺

组胺是一种自体活性物质，组织中的组胺是以无活性的结合型存在于肥大细胞和嗜碱性粒细胞的颗粒中。当机体出现速发型哮喘时，在 IgE 介导下肥大细胞脱颗粒导致组胺释放（数量最多），在整个哮喘发作中，组胺在其中起到了重要作用。组胺有强烈的舒血管作用，并能使毛细血管和微静脉的管壁通透性增加，血浆漏入组织，导致局部组织水肿；同时还会使肺的气管平滑肌收缩，引起呼吸道狭窄，进而出现呼吸困难。

2. 白三烯

白三烯（LTs）主要包括 LTB4、LTC4、LTD4、LTE4 及 LTF4。体内多种炎症细胞都可产生白三烯。它在体内含量虽微，但却具有很高的生理活性，在上下呼吸道的炎症中起着重要作用。白三烯可以参与诱发哮喘的多种病理特征，如支气管平滑肌的痉挛、血管通透性的增加、气道高反应性的形成、气道炎症分泌物的增多、气道黏膜的水肿以及气道慢性炎症的形成等。其中 LTD4 又是 LTs 中作用最强的介质。

3. 血小板活化因子（PAF）

血小板活化因子可由多种炎症细胞如嗜酸性粒细胞、嗜碱性粒细胞、嗜中性粒细胞、肥大细胞、血小板、内皮细胞等生成释放。血小板活化因子具有广泛的生物学作用，它可以引发支气管痉挛，刺激嗜酸性细胞及激活炎症细胞向炎症部位聚集；可以促进并调节白介素等炎性介质的分泌；可以促使血小板发生变形、聚集和释放，是迄今发现的最有效的血小板激活剂；也可直接损害血管内皮细胞，使微血管壁通透性增强，加重渗出及黏膜水肿；还能广泛激活炎症细胞引起其聚集及各种炎症介质释放，并形成复杂的网络。

4. 前列腺素

前列腺素（PG）按其结构可分为 A、B、C、D、E、F、G、H、I 等类型，不同类型的前列腺素具有不同的功能，且对全身各系统有不同的作用。其中有些类型可引起气道反应性增高、气道阻力增加、平滑肌张力增强。

前列腺素 E_2 在支气管哮喘发病机制中可以调节气道免疫功能，直接影响气道平滑肌细胞的收缩与舒张功能，并通过影响气道平滑肌细胞的迁移性生长，导致哮喘的气道重塑。

前列腺素 D_2 是一种由激活的肥大细胞、嗜酸性粒细胞、Th2 淋巴细胞等释放的炎症介质。这种介质通过前列腺素受体在支气管哮喘免疫反应中发挥多种生物学功能，对哮喘免疫反应细胞中嗜酸粒细胞、树突状细胞和淋巴细胞的功能有调节作用。

5. 活性神经肽

在人体呼吸道的神经中有多种神经肽，参与气道炎症调节的主要是 P 物质和神经激肽 A。P 物质是广泛分布于细神经纤维内的一种神经肽。它们可以对气道产生多种炎症性和免疫性效应，因而可增强正在进行的炎症反应。这些肽类可以增加血管壁的通透性，使血管内成分外渗，加重气道黏膜水肿及气道阻塞，还可以促进炎症细胞向炎症局部移趋，并联同炎性介质激活神经肽受体，诱发气道平滑肌的收缩导致哮喘的发生。

三、主要细胞因子

细胞因子是由免疫活性细胞（淋巴细胞、单核细胞、巨噬细胞、粒细胞、肥大细胞、气道上皮细胞等）经抗原刺激作用后合成、分泌的一类具有广泛生物活性的蛋白质。通过结合相应受体参与、调节、哮喘发作整个病理过程的免疫应答。

与哮喘炎症密切相关的细胞因子主要有白细胞介素（IL）、粒－单系集落刺激因子（GM–CSF）、干扰素（IFN–γ）、肿瘤坏死因子（TNF–α）等。

1. 白细胞介素

白细胞介素（IL）是由多种细胞产生并作用于多种细胞的一大类细胞因子。白细胞介素功能复杂，在免疫细胞的成熟、活化、增殖和免疫调节等一系列过程中均发挥重要作用，它们还参与机体的多种生理及病理反应。

（1）IL–4：人体的 IL–4 主要由辅助性 T 细胞（CD4$^+$T）产生，在哮喘的炎症中促进 B 淋巴细胞分化、增殖、活化的细胞因子，同时又在 B 细胞合成 IgE 方面起到了重要作用。

（2）IL–5：人体的 IL–5 主要由辅助性 T 细胞（CD4$^+$T）产生，与 IL–4 共同刺激 B 细胞合成 IgE，并使嗜酸性粒细胞延长存活期。

（3）IL–9：人体的 IL–9 主要由辅助性 T 细胞（CD4$^+$T）产生，可以趋化嗜酸性粒细胞聚集，促进黏液的合成与分泌。

（4）IL–13：IL–13 可诱导 IgE 的产生，促进嗜酸性粒细胞聚集，参与气道的重塑，可使哮喘病者肺的气道高反应性增加。同时 IL–4 和 IL–13 高度同源，在许多免疫细胞类型中表达，并可共享信号通路。IL–4 和 IL–13 可激活过敏性哮喘的效应细胞并参与哮喘的病理生理过程。

2. 粒－单系集落刺激因子（GM–CSF）

粒－单系集落刺激因子（GM–CSF）可对嗜酸性粒细胞成熟

和激活起到推动作用。

3. 肿瘤坏死因子（TNF-α）

肿瘤坏死因子（TNF-α）是一种主要由巨噬细胞和单核细胞产生的促炎细胞因子，并参与正常炎症反应和免疫反应。

4. 干扰素（IFN-γ）

干扰素（IFN-γ）是机体免疫细胞产生的一种细胞因子，在机体的免疫系统中起着非常重要的作用。

第五章　儿童支气管哮喘诊疗思路和方药运用

第一节　概　述

哮喘是一种儿科常见的慢性气道炎症性疾患，已成为全球性的公共卫生问题。哮喘的患病率在世界许多国家均有明显的增加，全球大约有 3 亿人受累，在我国约有 3000 万哮喘病人，2010 年全国城市 14 岁以下累积患病率已达 3.02%。1995 年，由 17 个国家 30 多名哮喘专家制订的《全球哮喘防治倡议》首次提出支气管哮喘规范化管理的概念，并几经调整、修改使内容更加充实，可操作性更强。2002 年出版了《儿童哮喘管理和预防的指南袖珍本》。这些"倡议"和"指南"在我国同期也进行了推广并取得了良好的效果，其经验曾在很多国家进行过学术交流，受到各国专家的好评。这些行之有效的工作不仅提高了医务工作者对哮喘疾病防、治、管的水平，同时也增强了社会及家长对哮喘疾病的重视程度。

目前，在哮喘的实际防治工作中仍然存在一些问题。其中一个突出的问题就是家长对患儿长期使用吸入性激素和服用副作用较为明显的药物是否会给患儿带来远期不良后果的忧虑，尽管专业书刊、科普文章作了大量的解释和宣传，但是到现在为止，这种情况依然存在。临床研究结果显示，长期使用预防药物的依从性只有 50%，家长担忧的问题是客观存在的，不少家长在患儿病情好转或较长时间使用预防药物仍不见缓解的情况下就主动减量用药，甚至停止用药。《全球哮喘防治倡议》中把抗过敏性炎症最有效的糖皮质激素作为治疗哮喘的局部吸入药物，并主张吸入糖皮质激素作为各类型哮喘首选的治疗方法。局部的吸入治疗相对于全身使用糖皮质激素所产生的不良作用的确明显减少，但是对口咽喉局部的不良反应是明显的。糖皮质激素作为一种免疫抑制剂，可以使口咽喉部位的抵抗力下降，为真菌感染创造了条件，同时还可能出现声音嘶哑。这种药源性不良反应导致患儿治疗依从性下降，影响了疾病的治疗效果。虽然引起声音嘶哑的机制目前仍不十分清楚，但是激素在口咽喉部位的运用应该是其中的重要原因之一。这是因为激素在皮肤上的使用可以使皮肤角质层发生结构变化，免疫功能减弱，脂类的合成被抑制，脂质双分子层完整性受到损坏，影响了皮肤的正常生理功能，从而导致激素性皮炎的发生。口咽喉部的黏膜较皮肤更为娇嫩，因此黏膜受到的不良影响会比皮肤更为明显。此外，尽管再三强调吸入激素时，吸入前要清洁口腔，吸入后应漱口，防止药物在咽部聚积，但是部分激素经黏膜进入体内也是不可避免的，虽然每次入量微少，但是长期使用势必会给身体带来不良的影响，如身高生长减慢以及对下丘脑 - 垂体 - 肾上腺皮质轴的抑制等。上述这些不良反应使家长产生了顾虑和担忧，这也是造成临床上患儿依从性差的重要原因，是至今尚未很好解决的问题。

中医药学博大精深，是中华民族几千年文明和智慧的结晶。

在治疗苛疾顽症方面给我们留下了丰富的诊疗经验和行之有效的方法。针对目前西医学治疗哮喘的现状和尚未彻底解决"依从性"问题，如何把中医药治疗哮喘的优势和西医学治疗方案有机结合起来，创新出具有中医特色的、中西医优势互补的治疗方案以提高疗效是我们当前义不容辞的责任。近几十年来，佘继林老师在治疗儿童哮喘中始终怀着这种信念，并把自己多年来所崇倡的"三结合"学术思想（"辨证与辨病相结合""宏观辨证与微观辨证相结合""中医药性和中医药理相结合"）运用到实际诊疗之中，经过几十年的临床实践，逐渐形成了一条比较清晰的治疗思路，总结出了一套完整的治疗方案和行之有效的经验方药。

此外，佘继林老师充分发挥中药膏方的优势，在临床持续期适时介入，特别是在儿童哮喘缓解期，利用中药膏方药效明显、服用方便、口感润甜、适宜儿童服用的特点，取得了明显的治疗效果，使众多患儿的病情得到长时间缓解，从哮喘屡治屡犯的阴影中走出来，解决了长期以来患儿对激素使用的担忧和依从性差的问题。这种方法突显出中医药在治疗儿童哮喘中的优势，佘继林老师也走出了一条运用个体化中药膏方在缓解期控制儿童哮喘的道路，得到了患儿和家长的好评和认可。

第二节　整体观念和思辨方法

一、整体观念

儿童哮喘目前在临床上不仅常见多发，反复发作，而且在世界范围内患病率呈上升趋势，严重威胁着儿童的健康，给家长的身心及经济都带来了很大的影响。

近年来，随着基础医学、药物治疗学的研究进展，对哮喘的本质、治疗方案和方法都有了更深刻的认识，临床疗效也明显提高，绝大多数患儿可以经过系统的治疗，随着年龄的增长达到临床控制或缓解，但至今对本病尚无根治的方法。

从西医学上来讲，绝大多数儿童的哮喘属于变应性哮喘，也就是变态反应所引起的疾病。变态反应性疾病的种类很多，外源性抗原所引起的变态反应可以是哮喘，也可以同时出现其他疾病如过敏性鼻炎（鼻鼽）、过敏性结膜炎（目痒症）、湿疹、变态反应性唇炎等，而且在临床上常常出现一种变态反应性疾病合发或并发另一种或多种变态反应性疾病，最典型的临床现象就是哮喘患儿中 78% 合发过敏性鼻炎，其实合发或并发结膜炎、湿疹、变态反应性唇炎的患儿也不在少数。近年来，西医学把哮喘和过敏性鼻炎所形成的合发、并发的现象称为"一个气道，一种疾病"，指出两者之间存在着免疫病理机制方面的相似性，也意识到同时治疗的必要性。从本质上来讲，外源性抗原进入机体所引起的变态反应是多系统、多靶点的，伴随哮喘并发的炎症不单纯是鼻炎，上述靶点的炎症都可以伴随着哮喘而发生，并且有机体内在病理变化的相关性。

从中医"整体观念"来看，哮喘只不过是机体变态反应在肺系的局部反映，因此，在中医药治疗儿童哮喘过程中疾病的诊断不能仅限于哮喘，所有的炎症靶点都应该有明确的诊断，并且在治疗的理念上也应该在中医"整体观念"的指导下，将哮喘和同时出现的炎症靶点作为一个整体进行治疗，如此才能提高疗效，缩短疗程，避免病情反弹，使哮喘尽快进入缓解期。这种治疗思路表面看来每个炎症靶点的治疗都是局部的，但是组合起来的方药就是"整体观念"的治疗效果，其不仅符合哮喘病急性发作时所引起的多系统、多靶点的炎症表现特点，也符合哮喘病急性发作时"急则治其标"的治疗原则。

二、分期辨证与论治

西医学把儿童哮喘分为三期，即急性发作期、慢性持续期和临床缓解期，并对各期的临床特点和时限作了说明和界定，同时对哮喘控制水平、病情严重程度和急性发作严重度也作了评估分级。这种分期和分级对临床工作者有很好的实用性和可操作性，对于中医药治疗儿童哮喘也具有同样的指导意义。

目前中西医均认为本病应坚持长期、规范、个体化的治疗。中医药在治疗哮喘病方面历经数千年，以独特的诊疗理论和明显的临床疗效著称于世，始终以"整体观念""辨证论治"为治疗原则，贯穿规范整体诊疗行为，其中包括整体观念下治疗、辨证论治原则下治病求本、务实应变的施治策略、临床治疗和预防康复的结合等。

中医在治疗儿童哮喘方面有着悠久的历史，明代万明所著的《幼科发挥·喘嗽》中记载："或有喘病，遇寒冷而发，发则连绵不已，发过如常，有时复发，此为宿疾，不可除也。"古代医家早就认识到儿童哮喘反复发作、难以治愈的特点。历经几千年的医疗实践，中医在诊疗儿童哮喘方面已积累了丰富的经验。目前中医药在三个不同时期充分运用中医理论体系中的辨证方法，以个体化的治疗方案，突显出中医药治疗的效果，令世人瞩目。

中医学认为，哮喘急性发作期是以邪实为主的证候，又由于本病具有遗传因素的"夙根"特点，除了哮喘本病所表现出来的喘息、咳嗽、气促、胸闷等症状外，还会出现与本病相关的多系统、多靶点的合发、并发的多种证候。病情可轻重不一，起伏不定，证候表现比较复杂，如何从这些繁杂多样的变化中对上述众多的证候采用四诊合参的方法进行归纳、分析梳理，执简驭繁地掌握病证的本质，这就要发挥中医八纲辨证的优势，对繁杂、多样的证候做出寒、热、虚、实的归属，然后采取"急则治其标"的原则进行治疗。

慢性持续期以正虚邪实为主，其间所表现出来的症状是指在近3个月内不同频度或不同程度地出现过喘息、咳嗽、气促、哮鸣、胸闷等症状，同时还可伴随一些多系统、多靶点的合发、并发等轻重不一的症状。中医学认为，此期痰伏未消，气逆未平，肺、脾、肾三脏虚证更显，已成正虚邪实的证候。治疗当标本兼治，主要运用脏腑辨证、八纲辨证及卫气营血辨证，扶正祛邪。

临床缓解期以正虚为主，哮喘的体征消失，肺功能恢复到急性发作前水平，并维持 3 个月以上。根据本病发病内因责之于肺脾肾三脏不足，脏腑辨证多形成"肺脾气虚""脾肾阳虚""肺肾阴虚"三个证型，再分别针对上述证型进行"健脾益气，补肺固表""温补肾阳，健脾纳气""滋肾养阴，敛肺固表"的扶正治疗。

儿童哮喘虽分三期，但"从风论治"应贯穿始终。哮喘为变态反应性疾病、过敏性疾病，从风论治哮喘符合其发病特点。儿童哮喘急性发作期多因风邪引起，常有恶风、鼻塞、流涕、鼻痒等症状；慢性持续期和临床缓解期虽无明显上述症状，但患儿多见风即咳，说明风气仍在，余邪未尽。故佘继林老师治疗儿童哮喘，祛风通窍贯穿三期始终。

三、辨病与辨证相结合

辨证，是指通过望、闻、问、切四诊收集临床资料并进行综合分析，从而诊断疾病、辨别证候的中医临证思维方法。辨病则是对疾病的辨析。对于现代中医临床工作者来说，辨病既要辨中医的病，又要辨西医的病。佘继林老师深谙小儿疾病的发病特点，认为儿科更应该强调辨病与辨证相结合。他接诊的患儿中久咳、久喘者较多，病情也相对复杂。究竟是感染后气道高反应，还是慢性支气管炎？是支气管异物堵塞，还是支气管哮喘？是慢性鼻咽炎引起的鼻后滴漏综合征，还是胃食管反流引起的刺激性咳嗽？辨明西医病名对于指导治疗和护理至关重要。因此，佘继林老师不仅通过中医四诊对患儿进行中医辨证，更强调要完善相关的西医相关检查，如血常规化验、过敏原检测、肺功能检查、胸部影像学检查等，以明确患儿中西医病名的诊断。佘继林老师的整个诊疗过程，从辨别病证到治疗用药，都体现了中西医结合、中西医融会贯通的思想，临床疗效显著。

第三节　诊疗思路与方药运用

儿童哮喘的治疗随着近年来医学基础学科的发展和临床研究的深入，对哮喘发病机制的认识、治疗方法及治疗方案的调整，都取得了很大的进展，尽管目前哮喘发病机制的本质尚未完全揭示，也尚无根治的方法，但是对于绝大多数哮喘患儿来说，都可以通过规范的中西医结合治疗取得更好的临床控制和缓解。

在临证中，佘继林老师认识到中药药性与中药药理相结合才能更好地发挥其治疗效果。在医家小传中，我们提到了佘老师对中药葶苈子和甘草的研究和使用，其实佘老师对每一味儿童哮喘常用到的中药均作了中药药性和中药药理的研究和探索。中药药性与中药药理相结合的学术思想使组方时药物之间可以互联、互补、互约，既考虑了方剂构成的君臣佐使，又突破了传统方剂构成的思想，这种组方可以做到一药多用，方小力专而效宏。

一、急性发作期

1. 发挥中西医结合在儿童哮喘急性发作期的治疗优势

在哮喘患儿急性发作的早期采取中西医结合同步治疗，优势互补，充分利用西药糖皮质激素和 β_2 受体激动剂快速有效控制气道炎症和舒张支气管平滑肌的特点，与此同时，发挥中医药辨证施治的优势，同步治疗，双管齐下。中医药的介入不仅加强了控制气道炎症和舒张气道平滑肌的作用，防止病情延绵和反弹，而且从中医药理层面上分析，中药成分中很多都具有抗过敏、抗氧化、免疫调节、增强免疫功能及对不同类型变态反应有抑制等作用。这些多层面的治疗对控制和治疗气道的炎症和高反应性都起到了不可忽视的重要作用，中药多种成分的特点使其具备了多靶点的治疗优势，这种优势是西药无法比拟的。

2. "急则治其标"治疗原则下"标"靶的内涵

西医学把儿童哮喘分为三期，即急性发作期、慢性持续期和临床缓解期，对于中医药治疗儿童哮喘也具有同样的指导意义。中医学认为，儿童哮喘急性发作期是以邪实为主的证候，应采用"急则治其标"的治疗原则进行治疗。

"标本"在中医学中是一对常用的术语，"标"是疾病产生的症状，"本"是引起疾病发生的原因和根本机制．中医对于病机复杂、变化无常、反复发作的苛疾顽症，常常运用标本的理论分析病情的轻、重、主、次、缓、急，用以制订最佳的治疗方案。标本的治疗原则通常是"急则治其标""缓则治其本""标本同治"三条。遵循这一原则，才能提高疗效，缩短疗程，避免病情反弹，使哮喘尽快进入缓解期。在急性发作期采取"急则治其标"是正确的，但是本病"标"的临床症状应包括喘息、咳嗽、气粗、胸闷等。佘继林老师在长期临诊中体会到，在支气管哮喘众多的"标"症中要紧扣病机，抓住主要"标"症，执简驭繁地采取"急则治其标"的原则进行治疗，次要"标"症就会迎刃而解。本病的主要"标"症，佘继林老师总结为四个字，即"哮""喘""痰""咳"。如果儿童哮喘急性发作经治疗哮停、喘平、痰消、咳止，那就应该视为本病的急性发作得到了有效的控制，次要"标"症如气粗、胸闷也会随之而解。至于其他的"标"症，并不属于下呼吸道哮喘发作所属，而是哮喘的合发、并发、继发病的范畴，如上所述过敏性鼻炎、过敏性结膜炎、湿疹、变态反应性唇炎所出现的病症，继发病腺样体肥大、鼻窦炎、分泌性中耳炎、急性喉炎等，对上述标症的一并治疗是在中医"整体观念"下的辨证论治。只有这样才能提高疗效，缩短疗程，避免哮喘病情反弹，使本病尽快进入缓解期。

综上所述，儿童哮喘急性发作期的"急则治其标"内容由两部分组成，第一部分是下呼吸道哮喘发作时所出现的"哮""喘""痰""咳"标症，第二部分是哮喘的合发、并发、继发病的病症，合发、并发的治疗思路及方剂将在第六章介绍。下面仅就哮喘急性发作时所出现的"哮""喘""痰""咳"的治疗思路及方剂进行论述。

儿童哮喘急性发作所出现的"哮""喘""痰""咳"的四个主要标症中，中医学认为"哮"与"喘"是两个概念。"哮"指声响而言，从西医学角度来说指的是支气管痉挛所引起的哮鸣音。

"喘"指气息而言，指的是气粗与气急，是由于外感或内伤，导致肺失宣降，肺气上逆或气无所主，肾失摄纳，以呼吸困难甚则张口抬肩、鼻翼扇动、不能平卧等为主要临床特征的一种病证。严重者可由喘致脱，出现喘脱之危重证候。喘病古代文献也称"鼻息""肩息""上气""逆气""喘促"等。现代中医为了区别这两个概念又把"哮"称作"哮病"。"哮病"是气道炎症所造成的气道高反应性的重要特征，是小气道痉挛病理改变的体现，由于这种病理改变，使得气道炎症分泌物不能畅通排出，形成"痰阻气道"，出现喉间痰鸣。从这样的病理过程来看，"哮病"与"痰"的发生有很大相关性。

上述哮喘的气道慢性炎症是多种炎症细胞、炎症介质和细胞因子相互作用的结果。此外，免疫与变态反应、气道神经调节、遗传因素都与哮喘的发生相关，其结果是造成气道炎症细胞聚集浸润、上皮细胞损伤、上皮下神经末梢裸露、基底膜增厚、黏液过量分泌以及黏膜充血水肿刺激黏膜下咳嗽感受器，或由于上皮下神经末梢裸露的刺激引起反射性咳嗽。从以上的病理过程来看，支气管痉挛不仅是引起气道喘哮的重要原因，也是"痰阻气道"的重要因素。气道内炎症分泌物所形成的痰液对气道上皮下神经末梢裸露的不良刺激也是产生和加重咳嗽的重要原因。

3. 急性发作期标症的治疗思路及方药运用

首先，前面已经谈到儿童急性发作期主要有"哮""喘""痰""咳"四个标症，其症状又常常共存，因此，佘继林老师在治疗思路上就产生了同并一方的想法，力求方简力专，在参阅了与哮喘相关的大量古今方剂的基础上，结合临床进行长时间的观察、总结、遴选，最终选出清半夏、茯苓、葶苈子、地龙、炙麻黄五味药组成"化痰定喘汤"，作为治疗儿童哮喘急性发作期"哮""喘""痰"并用的方剂；同时又遴选出杏仁、苏子、前胡，组成治疗儿童哮喘急性发作期治疗标症"咳"的方剂。现将"化痰定喘汤""宣降止咳汤"药性药理介绍如下。

（1）化痰定喘汤：由清半夏、茯苓、葶苈子、地龙、炙麻黄组成。

清半夏：味辛，性温，归脾、胃、肺经。本品具有燥湿化痰、降逆止呕、消痞散结等功效，适用于脾虚湿困，痰涎留滞所致的痰盛、咳嗽、气逆等症。本品能燥湿化痰，为化湿痰的要药。现代药理学研究表明，半夏的化学成分众多，其中有生物碱、多糖、有机酸、β-谷甾醇、无机元素、草酸钙、半夏蛋白、胰蛋白酶抑制物、胆碱等、胡萝卜苷、葡萄糖苷、挥发油等。

茯苓：味甘、淡，性平，归心、脾、肾经。本品具有利水渗湿、健脾、安神的功效，适用于小便不利、水肿及停饮等水湿证；用于脾虚证，功在健脾；用于心悸、失眠，功在安神。现代药理学研究表明，茯苓起主要作用的化学成分是茯苓多糖类和茯苓三萜类，其药效丰富而广泛。茯苓多糖具有增强免疫、抗炎、降脂、催眠等作用，以及较强的抗氧化能力。茯苓三萜也同样具有增强免疫、抗炎的作用，同时还有抗肿瘤、抗衰老等作用。

葶苈子：味苦、辛，性大寒，归肺、膀胱经。本品具有泻肺平喘、利水消肿的功效，适用于痰涎壅滞导致的咳嗽喘促及小便不利等症。现代药理学研究表明，葶苈子含有5种强心苷，即毒毛旋花子苷元、卫矛苷、卫矛双苷、葶苈苷、糖芥苷。葶苈子对呼吸系统有止咳平喘、镇咳祛痰作用，对心血管系统有强心作用，同时还具有抗菌、利尿等作用。研究提示，葶苈子具有显著的强心和增加冠脉流量的作用，且不增加心肌耗氧量。葶苈子在治疗儿童哮喘病方面是一味不可多得的药物，其多成分、多层面的药理特点，带来了多靶点的治疗优势。它不仅具有镇咳祛痰的药理成分，还具有强心和增加冠脉流量的成分，这对于防止和及时纠正一些重度哮喘患儿的心衰是非常有益的。此外，葶苈子中脂肪油类成分含量很高，对于同时患有便秘的患儿又能起到滑肠润便的作用。

地龙：味咸，性寒，归肝、肺、脾、膀胱经。本品具有平喘、清热息风、通络、利尿的功效，适用于痰鸣喘息以及壮热惊痫、抽搐等。研究表明，地龙有缓解支气管痉挛的药理作用，对气道变态反应性炎症有抗变态反应的作用，对组胺所致过敏性哮喘有阻抗作用。其平喘作用的物质基础之一可能是白三烯拮抗剂。此外，现代药理学研究还表明，地龙具有抗菌、消炎、抗氧化、调节免疫及抗血栓等功能。

麻黄：味辛、微苦，性温，归脾、膀胱经。本品具有发汗、平喘、利水等功效。治疗哮喘的方剂中要用炙麻黄，不用生麻黄。生麻黄长于发汗解表、利水，多用于风寒表实证。炙麻黄用蜂蜜拌炒后辛散作用减弱，发汗解表利水药力降低，但宣肺平喘力量增强，多用于咳喘证。现代药理学研究表明，麻黄的有效成分为生物碱、多糖、黄酮、挥发油、氨基酸、有机酸、鞣质等。麻黄总生物碱为麻黄的主要有效成分，具有扩张支气管、镇咳平喘作用。麻黄中麻黄多糖能够通过抑制 $CD4^+T$ 淋巴细胞对自身抗原的识别和应答,使已过激应答的免疫系统得到有效控制。

"化痰定喘汤"由清半夏、茯苓、葶苈子、地龙、炙麻黄五味药组成,这是佘继林老师多年在临证中逐渐摸索总结出来的经验方,用以治疗儿童哮喘急性发作期"哮""喘""痰"并作的方剂。方中清半夏与茯苓化裁于二陈汤,二陈汤为燥湿化痰的代表方剂。半夏为健脾燥湿化痰的主药,而清半夏又更偏于燥化湿痰,佐以茯苓健脾渗湿,选取这两味药正与本病脾虚湿困,湿聚为痰的病机相符。其他三味药葶苈子、地龙、炙麻黄均为止哮定喘要药,同时在中医药理方面又有各自的优势。葶苈子药味中有5种强心成分,可以在防治哮喘引发心衰方面发挥作用,地龙在抗变态反应方面、麻黄在调节免疫功能方面起重要的作用。

本方在具体应用时要注意随症加减。例如有的患儿体弱易感而出现呼吸道感染,痰液变稠变黄或者痰液黄白相兼,这时就要加入清热化痰的药物如浙贝母、海浮石、海蛤壳等。有的患儿平素脾虚便溏,应用本方时应注意葶苈子有滑肠润便的功能,根据患儿病情可少用或不用,或佐以燥湿健脾的药物如炒苍术等。有的患儿咳喘重而出现呕吐,可将清半夏换成姜半夏,用以止呕化痰。

(2)宣降止咳汤:上面谈到儿童哮喘急性发作时的四个"标"症,已将"哮""喘""痰"三个标症的治疗思路及方剂作了论述。下面再论述治疗标症"咳"的思路及方剂。

对于儿童哮喘急性发作期"咳"症的治疗思路要"紧扣病机"。此时的标"咳"无非内、外二因,内因是素体肺、脾、肾三脏功能不足,其中肺脏娇嫩,卫外不固,给外邪的入侵创造了条件，外因责之于感受外邪，本病的发生主要是感受风邪为主，"风为百病之长"，外感诸邪往往以风邪为先导，可以"单刀直入"，也可与其他外邪合而伤人作病。因此，治疗原则是对外邪应以宣散之药味疏风祛邪，对内应安抚肺气降下，防止肺气遇邪上逆。宣散之药选用"杏仁"，降气化痰选用"苏子"，再添一味"前胡"承上启下（前胡苦、辛，微寒，既能疏散风热，又能清肺下气）。三味一体，名为"宣降止咳汤"。

杏仁：味苦，性微温，有小毒，归肺、大肠经。本品具有止咳平喘、润肠通便的功效，适用于咳嗽气喘，同时又可用于肠燥便秘。现代药理学研究表明，苦杏仁具有止咳平喘祛痰、抗氧化、增强免疫功能、抗炎镇痛等功能。苦杏仁苷是苦杏仁的主要活性成分之一，进入人体后在酶的作用下分解，其中的氢氰酸成分对呼吸中枢有一定的抑制作用，从而起到止咳平喘的作用。此外，实验证明，给小鼠肌内注射苦杏仁苷可促进脾脏 T 淋巴细胞增殖，增强脾脏自然杀伤细胞活性，并对小鼠肝脏库普弗细胞（巨噬细胞中的一种）的吞噬功能有明显的促进作用，增强其免疫功能。

苏子：味辛，性温，归肺、大肠经。本品具有降气消痰、止咳平喘、润肠通便的功效，适用于痰壅气逆证，同时也可用于肠燥便秘。现代药理学研究表明，苏子富含脂肪酸并以不饱和脂肪酸为主，不饱和脂肪酸含量占脂肪酸总量的 90% 以上，其中 α-亚麻酸含量又高达 60% 以上。α-亚麻酸是人体必需的营养素之一，在人体内有着广泛的生理效应，能够抗过敏，对哮喘、湿疹有一定的疗效。

前胡：苦、辛，性微寒，归肺经。本品具有降气祛痰、止咳平喘的功效，适用于肺气不降、咳喘、痰稠等病症，也适用于外感风热所致的肺郁咳嗽。前胡可分为白花前胡和紫花前胡。前胡中含有多种香豆素类化合物及挥发油、萘醌类、苷类、甾醇类等化学成分。药理研究标明，前胡在肺系疾病中主要有祛痰、镇咳、平喘、抗炎、解痉、镇静等功能，其蜜炙后祛痰、平喘、止咳作用较生品略有增强。此外，白花前胡总香豆素具有较好的解热镇痛、抗炎作用。

二、慢性持续期

1. 慢性持续期的特点

《儿童支气管哮喘诊断与防治指南（2016 年版）》（以下简称《指南》）将哮喘分为三期即急性发作期、慢性持续期和临床缓解期，慢性持续期是指近 3 个月内不同频度和（或）不同程度地出现过喘息、咳嗽、气促、胸闷等症状。但《指南》中对慢性持续期和急性发作期之间的分界并没有做出明确时间或症状改善程度的具体标准。其原因佘继林老师认为主要是急性发作时起病的缓急和病情的轻重不一，个体差异较大，不宜给出具体标准。针对这种情况，在临证时可以参照《指南》中"哮喘控制水平分级"标准，经近 4 周治疗达到部分控制水平标准即可认为进入慢性持续期。如果有条件进行肺通气功能检测，将其作为病情评估则更为客观准确。

2. 慢性持续期的证候特点及治疗思路

慢性持续期的证候特点是以正虚邪实为主，中医学认为此期邪正相争，风邪未去，伏风未平，痰伏未消，气逆未降，病情变化无常而迅速，证候较为复杂，给临床治疗带来困难。在此期间，治疗和防护稍有疏忽就会出现病情反复和迁延，它决定着支气管哮喘的预后和转归，从这个意义来讲，本期治疗的重要性和复杂性比急性发作期和缓解期更为紧要。

慢性持续期是指在近3个月内不同频度或不同程度地出现过喘息、咳嗽、气促、痰鸣、胸闷等症状，同时还可伴随着一些多系统、多靶点的合发、并发及继发的病症，时间的迁延、病症的持续使原本不足的肺、脾、肾三脏虚证更为明显，治疗原则当以标本兼治、扶正祛邪为主。佘继林老师的经验是，慢性持续期要多运用脏腑辨证、八纲辨证及卫气营血辨证，扶正祛邪。

慢性持续期的治疗思路是首先应该掌控、协调好扶正和祛邪两方面药性、药力的对比，不可偏废，这是因为本病主要是以风邪为主导，风为阳邪，所以在对肺、脾、肾三脏施以扶正不宜健补过重、过快，否则会出现助热兴风，病情反复；在祛邪方药的选用时又不可过于宣散或过于苦寒，否则会进一步伤及正气。这就要求在临证时要巧用和善用方药。

在扶正方药的运用中要考虑到儿科肺、脾、肾三脏的生理特点。肺为娇脏，用药以轻清为贵，过于寒、热、温、燥的方药均属不宜。补益肺气宜选用药力平和、适合儿童生理特点的补气方剂如玉屏风散；补气健脾离不开饮片"白术"，但本药味甘苦而性温，易助热伤阴，因此用量不可过大，使用时可佐山药、莲子肉以助其力而不助热；对于肾的扶正，要注意补肾阴不可过于滋腻，用三补三泻的"六味地黄"化裁最为适宜；滋补肾阳可用"金匮肾气丸"化裁，根据儿科"阳常有余，阴常不足"和"纯阳"学说，使用本方时应根据病情慎用或避用过于温热的药味如附子、肉桂，也可加用如知母之凉润者济之，避免助热兴风。

慢性持续期的祛邪治疗实际上就是儿童哮喘急性发作期"急则治其标"治疗过程的继续，只不过"哮""喘""痰""咳"四大标症在急性发作期经过治疗得到了明显缓解，但症状并未消失，进入了慢性持续期。

慢性持续期，"哮""喘""痰""咳"四大标症的治疗与急性发作期又有明显的不同。

在治"咳"方面，由于风为阳邪，无论是外风内侵还是伏风内潜，这种阳邪在体内日久蕴热必伤肺阴，形成气阴两伤的证型。因此，治疗上应以疏风止咳、养阴益气为原则，而不像急性发作期那样仅从"急则治其标"出发采用"疏风止咳"的治疗原则。方剂由佘继林老师的经验方"宣降止咳汤"（杏仁、苏子、前胡）与"生脉散"（太子参、麦冬、五味子）合方化裁，用太子参替代人参，以取得疏风止咳、养阴益气的效果。

在治"痰"方面，慢性持续期由于风邪久伏体内，阳邪热灼肺阴，终成热痰，所以在慢性持续期的痰液中常见原有的清稀色白的湿痰与新生的液浊色黄的热痰相兼。此时除了运用"二陈汤"化裁治疗湿痰外，还要与治疗热痰同行，可选用浙贝母、海浮石、海蛤壳等。

在治"哮""喘"方面，慢性持续期由于病程较久，肺气亏虚，久病及肾，肾虚失纳。《类证治裁》中指出："肺为气之主，肾为气之根，肺主呼气，肾主纳气。"因此在治"哮""喘"方面，应以补益肺肾、养阴纳气为治疗原则，方选"麦味地黄丸"化裁。

麦味地黄丸是由六味地黄丸衍化而来，在其基础上增加麦冬、五味子两药。麦冬味甘、微苦，性微寒，既能润肺养阴，又能清肺火。五味子味酸，性温，敛肺滋肾，可使肾水充足，肺阴得到收敛。本药的滋肾养肺对于肺肾阴虚证型哮喘儿童尤为适宜。

3. 慢性持续期治疗涵盖合发、并发、继发病

前文已经论述，哮喘是机体变态反应在肺系的局部反映，因此对儿童哮喘所出现的合发、并发、继发病及相关病症作为一个整体治疗才能达到提高疗效、缩短疗程、避免病情反弹使哮喘尽快进入缓解期的目的。有关儿童哮喘的合发、并发的治疗思路及方药将在第六章详细介绍。

三、临床缓解期

儿童哮喘临床缓解期是指经过或未经治疗患儿症状、体征消失，肺功能恢复到急性发作前水平，并维持 3 个月以上。西医学对儿童哮喘临床缓解期的治疗在《儿童支气管哮喘诊断与防治指南（2016 年版）》中已制订了方案，对于 ≥ 6 岁的儿童哮喘分为 5 级、< 6 岁的儿童分为 4 级进行长期治疗。方案中所选用的儿童哮喘干预药物包括 β_2 受体激动剂、吸入性糖皮质激素及白三烯调节剂，或联合使用上述药物，并根据病情变化调整方案。

儿童哮喘临床缓解期的治疗方案在临床实施过程中尽管强调病情缓解后应继续使用长期控制药物规范治疗，但实际上家长及患儿的依从性仍然很差。特别是在临床缓解期，患儿已经在急性发作期、慢性持续期接受了较长时间的激素和副作用较为明显的药物治疗，因为担忧和顾虑药物对机体的远期影响，所以患儿和家长在症状及体征已经消失的缓解期会主动减少或停止使用药物。因没有依从长期规范治疗的原则，患儿病情出现反复，不能得到长期有效的缓解，这种情况至今仍未得到很好的解决。

在临床缓解期，佘继林老师充分发挥中药"膏方"的优势，利用中药"膏方"口感润甜、服用方便、药效明显、适宜儿童服用的特点，使众多的患儿病情缓解，解决了家长对于患儿激素使用的担忧和依从性差的问题，走出了一条运用个体化中药"膏方"在缓解期控制儿童哮喘的道路，得到了患儿和家长的好评和认可。

临床缓解期的患儿多为正气不足，余邪稽留，治疗多以扶正为主，兼清除余邪。其正气不足常有"肺脾气虚""肺肾阴虚""脾肾阳虚"三个证型；余邪稽留，患儿可有干咳、少痰、喘憋、乏力、手足心热或手足不温、纳食不香等症状，其方药运用将在后文详细介绍。

此外，儿童哮喘缓解期的康复也非常重要，医生和（或）家长可以带孩子进行呼吸操训练，如进行六字诀、八段锦、太极拳、腹式呼吸、肢体训练等康复锻炼，从而改善患儿体质，减少复发。

四、中医膏方在儿童哮喘中的运用

1. 概述

中医药学博大精深，它是中华民族几千年来文明和智慧的结晶。中医膏方学历史悠久，起于汉唐，成熟于明清，距今有2000多年的历史，是中医药学的重要组成部分。目前中医膏方在临床各科的广泛运用突显出了这种剂型高效、实用、便捷的优势。

膏方又称膏剂，为中医8种剂型（丸、散、膏、丹、酒、露、汤、锭）之一。历代膏剂可分为外用和内服两类。内服膏剂大多指煎煮膏，是指中药饮片经过充分煎煮，取汁浓缩，加入用于收膏与治疗共效的胶类，或具有收膏、治疗及调味的糖类，制成半流体状的膏剂。

中医膏方一般分为成方膏方及个体膏方两大类。

成方膏方：是指在一定地域内、某一个时期、具有共同临床证型特征群体所适用的治疗剂型。这种膏方是根据中医基本理论，通过周密的辨证论治、临床疗效的反复验证与总结，最终成为固定的经验方剂，然后制成成方膏方，用于临床。自古至今，众多名医留下了不少流芳千古膏方，如十全大补膏、琼玉膏、金樱子膏、毓麟固本膏、夏枯草膏、二冬膏、秋梨膏、益母草膏、小败毒膏、大败毒膏等。这些膏方流传至今仍然在临床中广泛使用，充分说明成方膏方在临床工作中的重要性。

个体膏方：是成方膏方的延伸和发展，是由适应群体的选用进入个体化治疗。个体膏方一人一方，具有更明确的针对性，疗效更为突显。在江浙一带，自明末以后即有冬令进补膏方（又称膏滋方）的习俗，其主要理论依据为冬季养藏、命门学说、冬至一阳生等。冬季养藏和命门学说强调冬季藏精、肾藏精的重要性；而冬至一阳生，应于阴中求阳，所以从冬至开始要服膏滋方。

近年来，随着社会的进步、医学知识的普及、生活水平的提高、保健意识的增强，个体膏方在临床上得到了广泛的应用。在"治未病"的中医思想指导下，人们出于养生保健的目的，也开始服用个体膏方。个体膏方这种量身定制的方剂，不仅针对性强、疗效明显，而且适应的病种也十分广泛，几乎涉及临床各科，显示出较强的生命力和潜能。特别是临床各科的慢性病、手术后的康复、心理性疾病、亚健康状态等都起到了不可低估的重要作用，甚至在某些疾病的不同阶段，对一些传统的治疗方法和药物可以起到替代作用。

膏方在儿科临床也得到了广泛的应用，具有迁延性、慢性、反复发作性或病程进入恢复期需要较长时间服药的多种疾病，如儿童哮喘、过敏性鼻炎、小儿厌食症、便秘、儿童多动症、多发性抽动症、遗尿症等，通过膏方调治都可以起到很好的控制、预防和治疗作用。特别是对儿童哮喘慢性持续期和缓解期的良好治疗效果和防止复发的明显作用，是其他治疗手段不可替代的。儿科个体膏方在临床应用不仅疗效好，适应证广泛，而且解决了"药物之苦"的口感问题，使患儿在治疗过程中的"依从性"得到了明显的改善。从这个意义来讲，儿童是膏方最适宜的使用群体。随着临床医学的发展，中医膏方在儿科的运用将会更加普及，在医疗和保健中将会发挥更大的作用。

2. 中医膏方在儿童哮喘慢性持续期的运用

儿童哮喘慢性持续期介于急性期和缓解期之间，本期的病症特点是在3个月内患儿仍有不同程度和频度的喘息、咳嗽、气促、胸闷等症状。中医学认为，此期伏痰未消，气逆未平，肺、脾、肾三脏更为不足，已成正虚邪实证候。因此，本期治疗应以标本兼治、扶正祛邪为原则，促使疾病向缓解的方向转化。佘继林老师在长期的临床中体会到，儿童哮喘三个分期中本期的病情最为复杂多变，居于病情缓解和病情反复的"十字路口"。若治疗、护理得当，则病情走向缓解；治疗、护理不当，则极易出现病情反复。对本期的治疗，余老师的经验是把慢性持续期细分为早、中、晚三个阶段，慢性持续期的早期因病症刚从急性期过渡，急性病症得到一定的减缓，但病情不稳定，喘息、咳嗽、气促、胸闷等症状仍然时有发作，不可掉以轻心，因此治疗应仍以祛邪为主、扶正为辅，并以药力较强、作用较快的汤剂进行治疗。当经过治疗，临床症状出现明显好转，邪势见退，病情可视为进入慢性持续期的中间阶段。这时邪正相争，势均力敌，膏方即可适时介入进入扶正祛邪的治疗，利用膏方高浓度的药效、缓释而持久的治疗方法、量体施方整体调治的优势、口感甜润易于依从的服药方式，促使病情尽快进入缓解期。在这个阶段的膏方治疗要掌控好"扶正"与"祛邪"、药性寒热及药力大小的对比，不可因为急于"扶正"而过于温补，助热伤阴，也不可急于"祛邪"而过于攻伐，伤及正气。

在哮喘慢性持续期膏方"扶正"选方择药仍然要紧扣病机，从"内因责之于肺、脾、肾三脏不足"入手进行论治。肺、脾、肾三脏不足是儿科的生理特点。肺为娇脏，难调而易伤；脾常不足，谷气不充；肾常虚，禀气不足。这种三脏不足的"本虚"在临床上常形成"肺脾气虚""肺肾阴虚""脾肾阳虚"三个证型。

"肺脾气虚"证型的治则应为健脾益气，补肺固表。方剂可选取四君子汤合玉屏风散加减。四君子汤用于健脾益气，玉屏风散用于补肺固表，结合儿科纯阳之体的生理特点，方中人参替换为太子参，以减少药性的温燥。

"肺肾阴虚"证型的治则应为滋肾养阴，敛肺纳气。方剂可选取麦味地黄丸加减。麦味地黄丸首次记载于明代医家龚廷贤的

《寿世保元》，被誉为"八仙长寿丸"。它是由"补阴方药之祖"六味地黄丸加入麦冬、五味子两种中药组成，具有滋肾养肺功效，主要用于肺肾阴亏引起的病症。本方滋肾敛肺平和力缓，如患儿肺肾阴虚明显，可视病情适量增补一些滋补肺肾阴虚的药味，如百合等。

"脾肾阳虚"证型的治则应为健脾温肾，固摄纳气。方剂可选取金匮肾气丸加减。金匮肾气丸是补肾阳的代表方剂，出自张仲景的《伤寒杂病论》，是由干地黄、山茱萸、山药、泽泻、茯苓、牡丹皮、肉桂、附子八味药组成。方中肉桂味辛、甘，性热；附子（炙）味辛性热，有毒。因小儿生理特点为脏腑娇嫩，又为纯阳之体，以上两药要因时、因年龄、因病情慎用，温补不宜过量、过快，必要时也可用温补脾肾的补骨脂、益智仁代替。

在哮喘慢性持续期用膏方"祛邪"是急性期"急则治其标""有其症施其药"原则的延续，对急性期滞留到慢性持续期的主要"标"症即"哮""喘""痰""咳"继续进行治疗，但是慢性持续期主要"标"症的表现与发作期相比有了明显变化，因此需要重新审证求因，对发作期使用的方剂"化痰定喘汤"及"宣降止咳汤"进行加减化裁。

"化痰定喘汤"是在急性发作期对"哮""喘""痰"一并进行治疗的方剂，由清半夏、茯苓、葶苈子、地龙、炙麻黄组成。方中清半夏、茯苓取"二陈汤"之意用以治疗湿痰内聚，但在慢性持续期病情反复发作，或由阳邪外风入里，或伏风蕴久热盛，与体内湿邪相合形成湿热之痰，这时痰色黄白相兼，痰液稠浊，这种湿热之痰与急性发作期的湿痰内聚在病因病机上有着明显的不同，因此，在慢性持续期运用清半夏、茯苓治疗湿痰内聚的基础上应佐以浙贝母、海浮石、海蛤壳等清热化痰药，才能取得满意的效果。

"宣降止咳汤"是急性发作期治疗标症"咳"的方剂。由于风为阳邪，无论是外风内侵还是伏风内潜，这种阳邪在体内日久蕴热必耗气伤阴，因此，慢性持续期在治疗上应以疏风止咳、养阴益气为原则，而不像急性发作期那样仅疏风止咳，选择疏风止咳的经验方"宣降止咳汤"与益气生津、养阴保肺的"生脉散"合方化裁，以期达到疏风止咳、养阴益气的目的。生脉散中的人参可用清补之品太子参替代，以防助热。

通过上述膏方调治，如果临床症状及体征得到有效控制，肺功能检测恢复到急性发作前水平，但时间不足 3 个月，可视为进入慢性持续期第三阶段。这个阶段主要是继续扶正，避免触发、诱发哮喘发作的各种不利因素，如上呼吸道感染、接触过敏原、剧烈运动、情绪激动、气候变化、季节更替等，如果疗效维持达到 3 个月就可视为进入缓解期。

3. 中医膏方在儿童哮喘临床缓解期的运用

中医膏方在儿童哮喘临床缓解期介入，以其无法替代的优势改变了困扰医患已久的西药治疗依从性差的问题。中医膏方可扶正补虚，病后防复，使患儿在缓解期较长的时间内处于持续稳定的状态。

近年来，中医膏方治疗儿童哮喘的良好疗效已经得到重视和推广，有关这方面的临床经验、科研进展也有很多的报道。临床实践证明，中医膏方在治疗儿童哮喘缓解期的介入使得不少处于缓解期的患儿能得到长时间稳定，甚至终年不复发；对于处于缓解期但病情不稳定的患儿，在接受中医膏方治疗后不仅病情稳定，而且服用西药种类逐渐减少、药量递减直至停药，突显出中医膏方在儿童哮喘临床缓解期的治疗优势。

中医膏方具有高浓度药效、缓释而持久的特点，特别适合各种慢性病或反复发作性疾病缓解期的调治，对于儿童哮喘临床缓解期的运用也是如此。

儿童哮喘临床缓解期膏方的制定，首先应该在中医理论指导下，从儿童哮喘病因病机入手，结合临床四诊的翔实资料进行辨证分型。儿童哮喘"内因责之于肺、脾、肾三脏不足"，因此在临床缓解期的扶正就应从肺、脾、肾三脏不足入手。小儿的生理特点是肺为娇脏，难调而易伤；脾常不足，谷气不充；肾常虚，禀气不足。因此，三脏不足的"本虚"在临床上常形成"肺脾气虚""肺肾阴虚""脾肾阳虚"三个证型。

（1）肺脾气虚证

症状：气短咳嗽，易于感冒，自汗懒言，形体消瘦，面色萎黄或面白少华，口唇淡白不泽，纳食不香，便溏腹胀，舌质淡胖，舌苔薄白，脉细软，指纹淡。

治法：健脾益气，补肺固表。

方药：四君子汤合玉屏风散加减。

常用药：人参（太子参）、茯苓、炒白术、炙甘草、黄芪、防风。

加减：自汗甚多，加煅牡蛎、浮小麦固涩益气止汗；纳食不香，加生麦芽醒脾开胃；便溏腹胀，加莲子肉、炒扁豆、怀山药、炒莱菔子健脾化湿除胀。

（2）肺肾阴虚证

症状：喘咳久作，喘促乏力，干咳少痰，咳痰不爽，潮热盗汗，口咽少津，大便干燥，手足心热，面色潮红，舌红津少，舌苔花剥，脉细数，指纹淡红。

治法：滋肾养阴，敛肺纳气。

方药：麦味地黄丸加减。

常用药：熟地黄、山萸肉、山药、茯苓、麦冬、五味子。

加减：呛咳不爽加百合、款冬花（百花膏）；干咳口燥加沙参、石斛；夜汗多加知母、黄柏、浮小麦；潮热明显加地骨皮、鳖甲。

（3）脾肾阳虚证

症状：面色苍白，动则喘促，气短无力，形体寒凉，四肢发冷，夜尿频多，腹胀厌食，便溏纳差，舌质淡，舌苔薄白，脉细弱，指纹淡。

治法：健脾温肾，固摄纳气。

方药：金匮肾气丸加减。

常用药：熟地黄、山萸肉、山药、茯苓、五味子、肉豆蔻、覆盆子、肉桂、附子。

加减：肾虚喘重，加冬虫夏草以补肾纳气定喘；夜尿频多，加菟丝子、补骨脂固肾缩尿。方中肉桂及附子性味辛热且附子有毒，因小儿脏腑娇嫩又为纯阳之体，以上两药要因病情适宜慎用，温补不宜过量、过快，必要时也可用温补脾肾的补骨脂、益智仁代替。

在上述辨证分型的基础上，膏方的组成还要体现中医辨证论治体系下的"整体观"。儿童哮喘属于变态反应疾病，外源性抗原进入机体所引起的变态反应是多系统、多靶点的，只有将哮喘和同时出现的炎症靶点作为一个整体进行治疗，才能提高疗效，缩短疗程，使哮喘缓解期长期稳定，避免病情反复。

基于上述思路，佘继林老师认为儿童哮喘临床缓解期膏方的组成可包括两方面内容。第一，对以上所述导致儿童哮喘发病的内因，即对肺、脾、肾三脏不足所形成三个证型，结合患儿的四诊资料，通过周密辨证，确定患儿证型，然后就进行扶正补虚治疗；第二，防治儿童哮喘发作时所出现的合发、并发、继发病及与儿童哮喘相关的共存疾病，包括过敏性鼻炎、过敏性结膜炎、小儿湿疹、小儿变态反应性唇炎、腺样体肥大、分泌性中耳炎等。此外，儿童哮喘的发作在诱因的多样，病情的轻重，合发、并发的多寡，病程的长短等方面都存在着明显的个体差异，因此，在缓解期的膏方组成上要根据具体情况求实务效地拟定出针对性很强的个体方剂，才能达到最佳的缓解效果。例如在儿童哮喘缓解期，有些合发、并发的病症虽然随之缓解，但也不能掉以轻心，为了防止合发、并发的反弹，膏方中仍然要加在急性期治疗合发、并发药量的 1/3 ~ 1/2 用以防范；有些合发、并发症状虽然好转，但未痊愈，膏方中仍然要添加相关药物，不可轻视；有些继发病如重度腺样体肥大，需要较长时间的治疗方可见效，这些治疗方药都应在缓解期膏方中有所体现。

除了上述疾病外，还有些疾病与儿童哮喘也有相关性，如儿童哮喘合并过敏性鼻炎所引发的鼻出血（鼻衄），佘继林老师用经验方三炭汤（黄芩炭、侧柏炭、双花炭）来清热收涩止血。儿童功能性便秘在哮喘患儿中也很常见。肺与大肠相表里，大肠的传导功能有赖于肺气的肃降，肺失清肃往往影响大肠的传导，使大便异常；反之如果大肠壅滞不畅，也会影响肺的肃降而引起气逆咳喘。因此，儿童功能性便秘，尤其是长期便秘常见两大原因：其一是气虚，大肠传导无力，表现为大便并不干燥，但强努难下，便后乏力，面色少华，这种气虚便秘常有家族遗传性；其二是阴血虚亏，肠失濡养，表现为大便干结，干涩难下，面色无华，唇甲色淡，这种阴血虚亏便秘常见于早产儿、体弱儿。综合上述病因，佘继林老师常用经验方益气养血润肠汤（炙黄芪、太子参、火麻仁、当归、枳壳）来益气养血、行气润肠。这些疾病在儿童哮喘缓解期都应该作为一个整体进行治疗，有其病症施其方药，丝丝入扣，才能取得最好的治疗效果。

4. 中医膏方在儿童哮喘处方中的注意事项

（1）膏方主要由中药饮片及糖类（主要为饴糖）组成。

（2）膏方中应注意避免使用大热、大凉、大辛、有毒的药味。

（3）膏方中药物的味数一般在 20 ～ 25 味。

（4）每料处方总量应在 1000 ～ 1250g，每袋 15 ～ 20g，每日一次，服一个月。用等量温水兑入，进食半小时后服用。

（5）膏方收膏提倡使用饴糖，饴糖性味甘、温，归脾、胃、肺经，具有补脾和中、护胃缓急、润肺止咳的作用，适合儿科使用。每料膏方可使用 150g 饴糖。

目前膏方的制作已采用半自动化，饮片的煎煮、浓缩、包装都可以采用机械化来完成，流程安全卫生，质量稳定，便于保存，使用方便，已得到患者的认可和欢迎。

附：佘继林老师治疗儿童哮喘的主要经验方

方一： 肺窍平抑汤

主治：过敏性鼻炎。

组成：连翘，防风，辛夷，石菖蒲。（4味）

方二： 疏风明目汤

主治：过敏性结膜炎。

组成：菊花，桑叶，钩藤，僵蚕。（4味）

方三： 疏风平肤汤

主治：小儿湿疹。

组成：白鲜皮，地肤子，凌霄花，苦参。（4味）

方四： 化滞唇愈汤

主治：变态反应性唇炎。

组成：青皮，厚朴，丹参。（3味）

方五： 化痰定喘汤

主治：哮喘。

组成：清半夏，茯苓，葶苈子，地龙，炙麻黄。（5味）

方六： 宣降止咳汤

主治：哮喘。

组成：杏仁，苏子，前胡。（3味）

方七： 消肿散结汤

主治：腺样体肥大。

组成：夏枯草，浙贝母，昆布，路路通。（4味）

方八：桑沙百花汤

主治：咳嗽变异性哮喘。

组成：桑白皮，地骨皮，北沙参，麦冬，炙杷叶，百合，款冬花，防风。（8味）

方九：三炭汤

主治：鼻出血（鼻衄）。

组成：黄芩炭，侧柏炭，双花炭。（3味）

方十：宣降通下汤

主治：功能性便秘。

组成：杏仁（后下），苏子，火麻仁，瓜蒌仁，生地黄，枳壳。（6味）

第六章　咳嗽变异性哮喘诊疗思路及方药运用

第一节　概　述

咳嗽变异性哮喘（CVA）是以咳嗽为唯一或主要症状并具有气道高反应性特点的一种哮喘特殊类型。本病于 1972 年由 Glauser 报道，至今已近半个世纪，《全球哮喘防治倡议（GINA）》将 CVA 定义为"没有喘息、气促等症状，而以咳嗽为唯一或主要症状的一种特殊类型的哮喘"。由于 CVA 以咳嗽为唯一症状或主要症状，故临床特点缺乏特异性，误诊率比较高。本病表现为顽固性咳嗽，病情时轻时重，时发时止，迁延不愈，短达数月，长达数年，个人及家族有明显的过敏史。这种病严重影响儿童的身心健康。

近年来 CVA 的发病率呈逐年上升趋势，是引起中国儿童慢性咳嗽的第一位病因，接近 30% 的 CVA 为慢性咳嗽病因之一。如果治疗不及时，反复发作，患儿最终可发展成典型支气管哮喘。因此，提高对本病的诊治水平具有十分重要的意义。

第二节　发病机制

咳嗽变异性哮喘的发病机制与典型哮喘相似，同样具有气道慢性炎症、气道高反应性、气道重构等特征。这种病理变化是由免疫、遗传和环境等多种因素共同作用的结果。

咳嗽变异性哮喘是以嗜酸性粒细胞浸润为主的气道炎症，I型变态反应在发病中起着重要作用。其临床表现以咳嗽为主而无喘息症状，原因可能与气道炎症发生的部位主要在咳嗽感受器分布较多的大气道和中气道有关，这些部位因气道炎症而出现上皮水肿，黏膜下咳嗽感受器阈值降低，受刺激后容易引起咳嗽。此外，大、中气道有软骨环，平滑肌较少，因此呼吸道痉挛不明显，气道高反应性也低于典型哮喘，而无喘息症状发生。另外一个重要原因就是慢性炎症导致支气管上皮受损，使迷走神经末梢暴露，较易被微小刺激所激惹而发生咳嗽。

咳嗽变异性哮喘属于中医学"咳嗽"范畴，因其时轻时重、时发时止、难治易发的特点，又称"久咳""顽咳""风咳"。本病可在各个年龄段发病，尤其好发于儿童。中医历代医家对本病论述颇多，风咳之名最早出自隋代巢元方的《诸病源候论》："风咳，语因咳言不得竟是也。"

本病除久咳难愈、反复发作外，发病大多有明显的季节性，或遇有伤风感冒、寒冷空气、阴雨潮湿、灰尘烟雾、宠物皮毛、过激运动及心情不悦、精神紧张等原因容易诱发或加重病情。本病还常伴有鼻、咽、目痒等过敏症状且个人及家族有明显的过敏史。上述这些临床表现及病因特点与中医的"风证"密切相关。汪受传教授对本病提出"伏风"的概念，认为"伏风"在疾病的发生、发展、预后中有重要影响，禀赋有异，伏风内潜，"外风"所犯，两风相合，形成包括本病在内的多种风病症状，并提出六种消风法。因此，治疗本病应以消风止咳为基本法则。汪受传教授所提出的"伏风"概念，是对咳嗽变异性哮喘病机解释的深化，也是对古代"伏邪"内涵的丰富与延伸。这些理论对多种与风邪相关疾病的诊疗具有十分重要的指导意义。

第三节　诊疗思路及方药运用

咳嗽变异性哮喘的咳嗽常在夜间或清晨发作，以干咳为主，大多无痰或少痰，较强运动后或冷空气、异味刺激后咳嗽加重。佘继林老师认为治疗本病要紧扣病机，抓住"因风作祟"和"伏风"的特点。患儿禀赋有异，伏风内潜体内，风为阳邪，郁久生热伤阴，而出现阴虚内热之象，遇有外风入侵，两风相合发为本病，治疗以息风止咳、养阴清热为基本法则。

佘继林老师在临床上选取"泻白散""沙参麦冬汤""百花膏"合方化裁，组方"桑沙百花汤"，由桑白皮、地骨皮、北沙参、麦门冬、炙杷叶、百合、款冬花、防风组成，作为治疗咳嗽变异性哮喘的主方。

桑白皮：味甘，性寒，归肺经。本品具有泻肺平喘、利尿消肿的功效，适用于肺热咳喘、痰多之证，也可用于浮肿、小便不利之证。

现代药理学研究表明，从桑白皮中分离得到的化合物已达100余种，以酚类化合物为主，主要包括芪类化合物和黄酮类化合物。此外，本品尚含少量三萜、香豆素及多羟基生物碱类化合物。本品有明显的镇咳、平喘和利尿作用，并有降压、降糖、降脂及消炎镇痛作用。其中的桑白皮多糖通过淋巴细胞增殖和减少B细胞的抗体生成产生免疫调控作用。

地骨皮：味甘、淡，性寒，归肺、肾经。本品具有凉血退蒸、清泻肺热等功效，适用于肺热咳喘、阴虚血热、骨蒸潮热、热迫血行所致吐血、衄血等。现代药理学研究表明，地骨皮具有多种有机酸类、生物碱类、脂类、蒽醌类、黄酮类、环肽类等活性成分，有降血压、降血糖、解热、抗菌、抗病毒等活性，对异常的免疫功能具有双相调节作用。实验室采用紫外 – 可见分光光度法测定，本品对超氧自由基均有显著的清除作用。

北沙参：味甘，性微寒，归肺、胃经。本品具有清肺养阴、益胃生津等功效，适用于肺热阴虚引起的燥咳咯血，也适用于热病伤津导致的舌干口渴、不思饮食。现代药理学研究表明，北沙参的化学成分主要包括挥发油、糖苷、香豆素类、酚酸类、三萜酸、豆甾醇、磷脂、氨基酸、人参炔醇、黄酮类等。北沙参对巨噬细胞有免疫调节作用，增强其吞噬功能；提高淋巴细胞的杀瘤率和自然杀伤细胞的能力；提高T淋巴细胞亚群和相应的淋巴细胞数量，增强细胞免疫功能。北沙参对机体免疫系统、呼吸系统都有一定的保护作用，其中佛手柑内酯和粗多糖等对机体肿瘤细胞以及自由基的产生等有抑制作用。

麦冬：味甘、微苦，性微寒，归肺、心、胃经。本品具有润肺养阴、益胃生津、清心除烦等功效，适用于燥咳痰黏，劳嗽咯血，胃阴不足，舌干口渴，心烦失眠，肠燥便秘。现代药理学研究表明，麦冬含甾体皂苷、麦门冬总皂苷、总氨基酸、高异黄酮、β－谷甾醇、糖类等，具有耐缺氧、抗衰老等作用。其中的麦门冬多糖可显著增强网状内皮系统的吞噬能力，从而显示具有良好的免疫增强和刺激作用。另外，麦门冬多糖还具有较显著的抗皮肤过敏作用，并能拮抗支气管平滑肌收缩，抑制肥大细胞脱颗粒及组胺释放，还有一定的升白细胞作用。

炙杷叶：味苦，性平，归肺、胃经。本品具有化痰止咳、和胃降逆等功效，适用于咳喘痰稠，胃热口渴，呕哕等。现代药理学研究表明，枇杷叶中含有十几种三萜酸类化合物，是枇杷叶的主要有效成分，如乌索酸、齐墩果酸、熊果酸和委陵菜酸等，还含有皂苷、鞣质，鲜叶含有挥发油。枇杷叶的主要提取物具有抗感染、镇咳祛痰平喘、抗病毒、降糖降血脂、保肝利胆、抗氧化、抗肿瘤等药理作用。三萜酸类化合物具有良好的抗感染作用，如对球菌、杆菌、念珠菌均有一定的抑制作用，对金黄色葡萄球菌的抑菌效果最佳；对慢性支气管炎具有一定的抗炎作用，抗组胺引起的支气管收缩，因此具有良好的镇咳、祛痰和平喘作用。动物实验表明，枇杷叶中的三萜酸类化合物还具有良好的免疫调节作用。

百合：味甘，性微寒，归肺、心经。本品具有润肺止咳、清心安神的功效，适用于肺热咳嗽劳嗽咯血，虚烦惊悸，失眠多梦。现代药理学研究表明，药用百合植物的鳞茎中主要含有甾体皂苷、甾醇、酚酸甘油酯、黄酮、苯丙素、甾醇、酚酸甘油酯、黄酮、苯丙素、生物碱和多糖类等化学成分，同时还含有淀粉、蛋白质、维生素和大量微量元素等营养物质。百合具有广泛的药理作用，如止咳祛痰、抗炎、抑菌、免疫调节、抗氧化、抗应激损伤、抗抑郁、降血糖、抗肿瘤、镇静催眠等。百合蜜炙后可增强其止咳作用。百合水提物可促进呼吸道分泌物外排，具有明显的祛痰作用；能够显著减少支气管肺泡灌洗液中巨噬细胞和中性粒细胞的数量，具有显著的抗炎作用。此外，百合中的黄酮、黄烷醇、酚酸、酚酸甘油酯等多酚类物质具有较好的抗氧化作用。

款冬花：味辛，性温，归肺经。本品为治嗽的要药，因其性温，故善治寒嗽，若作配药也可用于多种咳嗽，偏入气分用于止咳。现代药理学研究表明，款冬花的化学成分主要类型包括萜类、黄酮、生物碱、款冬多糖、精油、酚酸、挥发油、有机酸类等。款冬花具有广泛的药理作用，不仅在呼吸道系统有止咳、祛痰、平喘作用，还具有抗炎、抗过敏等作用。

防风：味辛、甘，性微温，归膀胱、肝、脾经。本品既可祛外风，又可祛内风，即伏风。现代研究证实，防风具有抗过敏、免疫调节、解热、抗菌、抗病毒、抗炎、抑菌等药理作用。

"桑沙百花汤"是佘继林老师多年在临证中逐渐摸索总结出来的经验方，用以治疗咳嗽变异性哮喘及与本病证相关肺系疾病的基础方。本方由"泻白散""沙参麦门冬汤""百花膏"合方化裁而来，本方选取钱乙《小儿药证直诀》"泻白散"中桑白皮与地骨皮，两药搭配妙效不可尽言，桑白皮清泻肺热，地骨皮清除肺中伏火，两药均有"清"意，但层面不同，两药协力，肺热尽除；"沙参麦冬饮"来自吴鞠通《温病条辨》，本方原为清养肺胃，生津润燥之剂，主治秋燥伤阴，干咳不止，选取本方中沙参与麦门冬，以清肺热，养肺阴，用以清肺养阴止咳；"百花膏"源自严用和《济生方》，本方由百合与款冬花组成。百合为甘而微寒之品，能清肺润肺而止咳。款冬花润肺止咳，可用于多种咳嗽。

"桑沙百花汤"由以上介绍的八味药组成，本方紧扣病机，共奏息风止咳、养阴清热之功。在临床运用时要注意灵活应变，随症加减，如果同时出现合发、并发如过敏性鼻炎、结膜炎、湿疹、变态反应性唇炎以及上述疾病引发的继发病，那就参照第六章相关疾病内容合方化裁：由于本病久咳难愈，反复发作，常有正虚邪实之象，这时扶正之药需平和缓补，不可助热伤阴，避免病情反复。

第七章 儿童哮喘合发、并发、继发病的诊疗思路及方药运用

大多数儿童哮喘都属于 IgE 介导下的变态反应性疾病，同时机体还会发生多系统、多靶点的合发、并发等变态反应性疾病，如过敏性鼻炎、结膜炎、湿疹、变态反应性唇炎，以及上述疾病引发的继发病如鼻后滴漏综合征、腺样体肥大、咽喉炎、分泌性中耳炎等。这些多系统、多靶点的合发、并发与哮喘同时存在于变态反应性炎症中，病变部位不同，但是与免疫、变态反应相关的炎症细胞、细胞因子、炎性介质等却相互关联、相互影响，共同构成一个发病机制的网络。合发、并发与哮喘同时存在，很大程度上影响了哮喘的治疗与转归，是造成哮喘迁延、反复的重要原因。因此，在治疗哮喘的基础上，对出现的合发、并发同时治疗会有事半功倍的效果，可以使哮喘尽快进入缓解期。这也是基于中医"整体观念"指导下的理念。

第一节 过敏性鼻炎与儿童哮喘

一、概述

过敏性鼻炎属于变态反应性疾病，又称变应性鼻炎。本病在儿童时期比较常见，而且患病率逐年增高，其发生与过敏性家族遗传病史相关。引起本病发生的外源性抗原种类很多，主要有以下三种。

其一，季节性过敏性鼻炎。这类鼻炎每年在特定的季节发生，是由花、草、树木等植物引起。其病多在春秋两季发生，并以秋季多见。

在我国北方，引起季节过敏症状的主要是蒿草和豚草的花粉。每年秋天，空气中飘散着大量花粉，容易导致本病的发生。因季节性过敏性鼻炎的发生与花粉传播的季节相吻合，并有明显的地域性，故又称花粉症。

其二，常年性过敏性鼻炎。这类鼻炎无明显季节性，过敏原大多为室内性，如螨虫、室尘、真菌、羽毛、牛奶、海鲜、化妆品、厨烟、宠物皮毛等。尽管其发作具有常年性，但在螨繁殖的时节最易加重。常年性过敏性鼻炎一年四季都有症状，但儿童无法表达，可以从鼻塞、鼻痒、流涕甚或鼻出血等表现来判断。本病病情可轻可重，轻者不影响日常学习、活动，也无明显不适，重者则影响睡眠、学习和活动。由于本病处于长期慢性炎症状态，极易继发感染，导致腺样体增殖和扁桃体肿大。

其三，婴儿乳类过敏性鼻炎。这类鼻炎多发生在 6 个月以内的乳儿，哺乳期间会出现连续不断、类似感冒的症状，如鼻堵、流清涕，严重者还可出现呼吸困难，停乳后症状迅速消失。

以上三种类型的鼻炎均可继发感染，鼻黏膜由水肿的灰白色变成红色，分泌物可由清稀变成黄稠。

近年来，支气管哮喘和过敏性鼻炎的发病率都在不断上升。流行病学资料表明，哮喘患者中过敏性鼻炎的发生率为 78%，过敏性鼻炎的患者中哮喘的发生率为 20%～38%，两组的结果都明显高于普通人群，越来越多的证据表明过敏性鼻炎与哮喘之间有密切关系。过敏性鼻炎是发展成哮喘的高危因素。两者在发病机制上的相似性决定了对两病进行联合治疗是改善患儿临床症状的有效方式。因此有学者提出"一个气道、一种疾病"的学说。

二、发病机制

过敏性鼻炎和哮喘都属于变态反应性炎症，而且都发生在呼吸道，只不过是病变发生的部位不同。过敏性鼻炎主要发生在上呼吸道鼻腔，哮喘则发生在肺部支气管，这种解剖结构上的关联使得上、下呼吸道可以同时受到炎症的影响。其发病机制包括以下几个方面。

1. 呼吸方式的改变

鼻腔是呼吸道的起点，不仅负责把空气送入体内，还可以温暖和湿润空气。其中的鼻毛和黏液有清洁和滤化空气的作用，通过打喷嚏可以将异物排出体外。当鼻黏膜受到非特异性刺激时，就会发生肿胀，分泌功能亢进，进而出现鼻塞，造成呼吸方式的改变，由经鼻呼吸改为经口呼吸，这样干冷空气、粉尘和各种过敏原便会直达下呼吸道，引起下呼吸道黏膜反应性增高，导致炎症和哮喘的发生。

2. 鼻 – 支气管反射

上呼吸道鼻黏膜受到体外多种过敏原的不良刺激可使其下呼吸气道反应性增强，这种现象称为鼻 – 支气管反射，实际上下呼吸道炎症也可引起鼻黏膜炎症反应。有研究证明，呼吸道一端的过敏原激发试验均可导致另一端的炎症反应。

3. 鼻腔分泌物

含有大量的炎性介质，特别是后鼻道滴漏比较重的患儿所分泌的炎性分泌物进入下呼吸道，不仅可以导致支气管反应性增高，引起哮喘，而且可以造成气管阻塞，这一现象在睡眠期时特别明显，可能是许多哮喘患儿经常夜间发作和加重的重要机制之一。

4. 过敏性鼻炎和哮喘同属于变态反应性疾病

两者在很多方面非常相似，如发病原因、免疫病理机制、诊断和治疗方法等。特别是免疫病理机制方面的相似，使得参与过敏性鼻炎的嗜酸性粒细胞、肥大细胞等炎症细胞以及大量的细胞因子（IL–3、IL–5、IL–13 等）和黏附分子（ICAM–1、VCAM–1、E 选择素等）在哮喘的发病机制中亦起着重要作用。

三、儿童哮喘合发过敏性鼻炎诊疗思路及方药运用

过敏性鼻炎在古医籍中称谓很多，除"鼻鼽"外，还有"鼽

嚏""鼽水""鼻鼽""鼽荼"等多种病名。另外，西医中的血管运动性鼻炎、嗜酸细胞增多性非变应性鼻炎等也属于"鼻鼽"范畴。过敏性鼻炎目前患病率呈现明显的逐年上升趋势，且明显高于哮喘。

西医对本病的认识及治疗手段近年来有了很大的进展和提高，如抗组胺药已研发到第三代，还有多种减充血剂、肥大细胞膜稳定剂、抗胆碱药、糖皮质激素喷雾剂也在不断发展。另外，临床还推行 WHO 阶梯式的治疗方案、开展特异性免疫疗法及手术疗法等，但至目前仍然达不到完全治愈的满意效果。

在数千年的历史长河中，各类书籍对鼻鼽的记载十分丰富。早在西周《礼记·月令》中就有相关描述："季秋行夏令，则其国大水，冬藏殃败，民多鼽嚏。"这里指出时令气候的反常是引起本病发生的重要原因之一。《素问·脉解》载："所谓客孙脉，则头痛、鼻鼽、腹肿者，阳明并于上……故头痛、鼻鼽、腹肿也。"这是《内经》关于鼻鼽病名的记载。金代刘完素所著《素问玄机原病式》中说："鼽者，鼻流清涕也。"又说："嚏者，鼻中因痒，而气喷作于声也。"两文分别诠释了"鼽""嚏"两字在本病中的含义。清·代沈金鳌所著《杂病源流犀烛》载："又有鼻鼽者，鼻流清涕不止，由肺经受寒而成也。"其指出寒邪为本病病因。历代医家也有从"热""燥""湿"等病因论治本病的。这种流派纷呈的局面和当时的时代背景、地域、医者的体验密切相关。这种学术争鸣促进了学术及学科的发展，丰富了对本病辨证论治的内涵。

近年来，中医药学发展迅速，特别是在呼吸系统疾病方面，从学术争鸣到临床应用都发挥了特有的优势。无论在学术上还是在临床实践上，人们对儿科以哮喘为代表的过敏性疾病都在进行积极有效的探索，在继承的基础上创新，在创新的基础上发展。随着现代疾病谱的改变，肺系病证的病因和病机较以前更为复杂和多变，对于过敏性鼻炎若仍然采取传统的辨证分型治疗，临床疗效往往不理想。汪受传教授近年来提出"从风论治儿童过敏性疾病"的观点（其中也包括"鼻鼽"），应用六种消风法治疗，取得了较为满意的效果。这种"从风论治儿童过敏性疾病"的消风理论为儿科"风"病开创了一种明确的治疗思路。佘继林老师在长期临床工作中已意识到"风邪"在肺系疾病中所表现出来的病症与过敏性疾病所出现的症状的相关和相似性，因此萌生了一种想法，即如何在"从风论治儿童过敏性疾病"的基础上把中药传统的药物性能和现代中药药理的研究内容有机结合，筛选出更有效、针对性更强的药物，组成中西医药性药理融会贯通的方剂，进一步提高临床疗效。为此，佘继林老师近年来在参阅大量的中药现代化研究文献的同时，在临床上又同期进行观察、总结，筛选出与"消风"相关的药味组成治疗哮喘、过敏性鼻炎等过敏性疾病的方剂，其中自拟"肺窍平抑汤"就是佘继林老师治疗过敏性鼻炎的经验方剂。

"肺窍平抑汤"是佘继林老师在临床上治疗过敏性鼻炎或哮喘合发、并发过敏性鼻炎的经验方剂，由连翘、防风、辛夷、菖蒲四味药组成。本方的特点是方小、力专、疗效明显，针对过敏性鼻炎的鼻塞、鼻痒、流涕、喷嚏的四大主症而立方。以上四药合用，互益互补，具有祛风通窍、清热解毒、止涕除痒、消肿止嚏之功。

连翘：味苦、甘、辛，性微寒，归肝、胃经。本品素有"疮家圣药"之称，具有清热解毒、消痈散结、疏散风热的功效，在治疗眼科疾病方面有疏风、明目、清热、解毒的功能。现代药理学研究表明，连翘中的连翘脂苷、齐墩果酸、熊果酸、挥发油等有效成分对多种致病菌均有较强的抑制作用，同时还可以抑制炎性渗出。动物实验表明，连翘对机体有明显的免疫调节作用。

防风：味辛、甘，性微温，归膀胱、肝、脾经。本品具有祛风解表、胜湿止痛、散寒解痉之功，主要治疗外风。现代药理学研究表明，防风中可分离、提取、分析、鉴定出100多种化学成分，并通过多种动物实验证实其具有解热、抗菌、抗病毒、抗炎、抗过敏、抑菌、免疫调节等药理作用。

辛夷：味辛，性温，归肺、胃经。本品具有散风寒、通鼻窍的功效，是治疗鼻腔疾病的要药。现代药理学研究表明，辛夷主要成分有挥发油类、木脂素类、生物碱、黄酮类等，具有抗炎、抗菌、抗过敏的良好作用，是治疗过敏性鼻炎的理想药物。研究还证实，辛夷具有平喘、抗氧化、镇痛等治疗效果。

石菖蒲：味辛，性温，归心、胃经。本品具有开窍宁神、化湿和胃的功效。现代药理学研究表明，石菖蒲化学成分中的挥发油是其主要有效成分，而β-细辛醚又是挥发油的主要成分。另外，石菖蒲还含有有机酸、萜类、黄酮以及氨基酸、木脂素、糖类和水溶性成分。石菖蒲的药理作用十分广泛，含多种解痉平喘成分，对呼吸系统作用良好，在治疗哮喘病方面具有止咳、平喘、祛痰功效。

"肺窍平抑汤"是佘继林老师多年治疗肺系过敏性疾病的经验

方，无论是从中医的药性还是中药的药理方面来讲，其针对的病理变化都非常明确，方小力专，疗效明显。本方也是佘老师在治疗儿童哮喘方剂中的重要组成部分。儿童哮喘合发过敏性鼻炎高达78%，而过敏性鼻炎的存在是儿童哮喘反复发作、迁延不愈的重要原因，因此在治疗儿童哮喘的方剂中加入"肺窍平抑汤"可以达到预防和治疗过敏性鼻炎的目的，促进儿童哮喘尽快缓解。

第二节　过敏性结膜炎与儿童哮喘

一、概述

过敏性结膜炎属于变态反应性疾病，又称变态反应性结膜炎。本病的发生与过敏性家族遗传病史相关，是肺系过敏性疾病常见的合发或并发之一，并且常与过敏性鼻炎并见。过敏性鼻炎与哮喘存在着"一个气道、一种疾病"的关联性，哮喘合发过敏性鼻炎者高达78%，因此，临床上哮喘病常与过敏性鼻炎和过敏性结膜炎同时出现。

过敏性结膜炎是常见的非感染性结膜炎，以儿童多见，双眼常同时发病。导致变态反应的抗原分为外界抗原和室内抗原两种：外界抗原包括花粉、草叶等，室内抗原包括尘螨、灰尘、动物皮毛、酒精、真菌、化妆品、纤织物等。

有学者认为，过敏性鼻炎可以通过鼻泪管侵犯眼睛，导致过敏性结膜炎的发生，当两种疾病一起出现时又称为过敏性鼻结膜炎。小儿各组织、器官尚未发育成熟，结膜黏膜通透性极强，也就自然成为过敏性结膜炎的多发人群。过敏性结膜炎除表现明显的眼睛发痒外，还常常伴有结膜充血、频繁眨眼及产生分泌物。由于眼痒，患儿常用手揉擦而发生感染，使眼睛的局部炎症加重，分泌物增多，给最终治疗哮喘带来难度。从中医整体观念来看，对本病的治疗应视为儿童哮喘不可分割的组成部分。

二、发病机制

过敏性结膜炎是在 IgE 介导下的 Ⅰ 型变态反应。变应原与肥大细胞表面的 IgE 相结合，进而激活肥大细胞，产生脱颗粒。人体眼及其附属腺体大约有 5.0×10^7 个肥大细胞，主要分布在结膜下组织内。它们可以释放出大量的生物活性物质，主要是组胺及白三烯等。这些炎性介质作用于效应器官，引起效应器官的病理反应，如毛细血管扩张、血管通透性增加、腺体分泌物增强等。已知组胺受体有三个亚型：H_1、H_2 和 H_3 受体。其中与过敏性结膜炎症状相关的是 H_1 受体，能够引起多种病理效应及症状，包括过敏性结膜炎出现的"痒"。

过敏性结膜炎相当于中医学的"时复症""目痒症"，是以眼部发痒为主要症状的眼病。其典型症状是眼睛发痒甚或瞬眼不止，难以忍受，伴有分泌物或双目红赤流泪等。

中医学认为，本病的发生与"风邪"息息相关。风为阳邪，轻扬开泄，易袭阳位。风邪善动不静，具有浮扬、宣泄、突发、游走、升发、向上、向外的特点，具备阳邪的特性。故风邪侵袭人体，常伤及机体的上部如眼、鼻、耳和肌表。《素问·太阴阳明论》说："伤于风者，上先受之。"过敏性结膜炎及其他 IgE 介导的Ⅰ型变态反应性疾病均具有突发性、阵发性、反复性、多样性与过敏原接触即发作的特点，与风性善动、喜行多变的特点相吻合。因此，从风论治过敏性结膜炎的思路是十分正确的。

三、儿童哮喘合发过敏性结膜炎诊疗思路及方药运用

儿童哮喘合发或并发过敏性结膜炎几乎是一种常态，甚至与过敏性鼻炎并现。这种"二联"或"三联"同源异位的变态反应疾病如何择药组方，才能做到"一箭双雕"或"一箭三雕"，使哮喘尽快缓解？佘继林老师在临床中体会到，要想解决好这个问题，应当紧扣病机，抓住免疫病理机制方面的相关性及"从风论治"的原则，将治疗儿童哮喘和过敏性鼻炎的药物，通过引经药使其作用到过敏性结膜炎的部位，以达到治疗本病的目的。佘继林老师经过长期临证，选取了菊花、桑叶、钩藤、僵蚕四味药，组成"疏风明目汤"，作为引经和强化治疗的方剂。本方根据"肝开窍于目"的脏腑理论，菊花、桑叶、钩藤、僵蚕四味药均归属于肝经。其中菊花、桑叶一花一叶升散疏风、清肝明目，用以治疗目痒、目赤、目肿；钩藤、僵蚕平肝息风、清热止痉，用以治疗瞬眼目动。

菊花：味辛、甘、苦，性微寒，归肝、肺经。本品为"祛风要药"，又为"目科要药"，具有引经入目的特殊功效，在治疗眼科疾病方面具有疏风、明目、清热、解毒的功能。现代药理学研究表明，菊花化学成分主要包括有挥发油、黄酮类、苯丙素类、

蒽醌类等，具有抗菌、抗病毒、抗炎、抗氧化、增强免疫功能等药理活性。

桑叶：味甘、苦，性寒，归肝、肺经。本品具有疏风清热、清肝明目的功能。清代王秉衡在《重庆堂随笔》中载："肝热者尤为要药。"桑叶是治疗目疾的主要药物之一，古籍中有外用"洗眼去风泪"的记载。本品对肺燥咳血、盗汗也有明显的作用。现代药理学研究表明，桑叶化学成分主要是黄酮类、挥发油、生物碱类、核苷类、氨基酸类、甾类、酚酸类、多糖、维生素、蛋白质等，具有抗菌、抗病毒、抗炎、解热、抗氧化、抗应激、抗焦虑等药理作用。近年来动物实验显示，桑叶中的多糖具有明显的免疫增强作用，如对小鼠的单核–巨噬细胞功能、体液免疫功能、细胞免疫功能等方面均有显著性影响，说明桑叶多糖具有免疫调节活性。上述研究结果表明，桑叶多糖通过调节免疫细胞以及免疫分子发挥其免疫调节作用，是一种良好的免疫增强剂。

钩藤：味甘，性微寒，归肝、心经。本品具有息风止痉、清热平肝的功效，是治疗小儿高热惊风抽搐、夜惊、瘙痒的要药。现代药理学研究表明，钩藤有多种含量不等的生物碱如钩藤碱、异钩藤碱、去氢钩藤碱、毛钩藤碱、柯楠碱等，还含有黄酮、甾醇类、糖苷类、多酚类等。这些生物碱不仅具有较高的生物活性，且无副作用。钩藤具有抗变态反应的药理作用，对迟发型过敏反应、Ⅳ型变态反应均有抑制作用。

僵蚕：味咸、辛，性平，归肝、肺经。本品具有息风止痉、祛风止痒、化痰散结的功效，是儿科治疗风邪所致过敏性疾病的常用药，可以缓解支气管痉挛，也可以治疗过敏性结膜炎的瞬眼及眼痒。现代药理学研究表明，僵蚕化学成分主要有蛋白质、多肽、氨基酸、核苷、挥发油、有机酸和衍生物、甾体、香豆素、黄酮、多糖、微量元素等，具有抗凝、抗血栓、促进微循环、降糖、抗菌、镇静催眠等药理作用。动物实验证实，白僵蚕多糖可从多方面促进正常小鼠的体液免疫和细胞免疫，对其免疫功能的提高有较强的促进作用。免疫功能增强才能有效清除外来的异体物质，如细菌、病毒及内生的有害物质，这对于过敏性疾病的恢复是非常有益的。

"疏风明目汤"是佘继林老师的经验方。过敏性结膜炎在哮喘发作过程中合发或并发的概率是比较高的，并且常和过敏性鼻炎同时出现，二者病情轻重不同，在临证时要灵活掌握。例如过敏性结膜炎由于患儿经常用手揉搓眼睛解痒，引起细菌感染，双目红赤充血明显，此时要在"疏风明目汤"的基础上随症加减，以求达到最佳的治疗效果。但要注意力求方小力专，毕竟最终还要与主病哮喘合方进行整体治疗。

第三节　湿疹与儿童哮喘

一、概述

湿疹是一种与家庭过敏体质相关并与变态反应有密切关系的皮肤病。小儿湿疹因年龄不同，临床症状也不尽相同，但是都有明显的剧烈瘙痒。临床上根据年龄的不同将小儿湿疹分为婴儿湿疹和儿童期湿疹两个类型。如果患儿存在湿疹的同时，还易患哮喘、过敏性鼻炎、结膜炎、荨麻疹等过敏性疾病，同时末梢血检测嗜酸性粒细胞增高，血清中检测出霉菌、粉尘、尘螨、动物皮屑、牛奶、蛋类、大豆、昆虫、花粉及其他抗原的特异性 IgE 抗体，这种湿疹又称为异位性皮炎。二者均可用湿疹一词统称，是一种遗传性的过敏性疾病。

1. 婴儿湿疹

婴儿湿疹大多发病于生后 1～3 个月，半岁后逐渐减轻，1.5岁以后大多数患儿可逐渐自愈，部分患儿最终可延至儿童期。病情或轻或重，皮疹多见于头面部，如额部、双颊、头顶部，以后逐渐蔓延至颏、颈、肩、背、臀、四肢，甚至可以泛发全身。初起时皮疹呈散发或群集的小红丘疹或红斑，逐渐增多，并可见小水疱呈丘疱疹样，并有黄白色鳞屑及痂皮，可有渗出、糜烂及继发感染。病情反复发作，急、慢性期重叠交替，瘙痒难忍，患儿常出现烦躁不安，夜睡不宁。由于湿疹的病变在表皮，愈后可不留瘢痕。

婴儿湿疹的病程可分为三期，即急性期、亚急性期和慢性期。急性期湿疹如果治疗不当，病情可持续延长，痒感减轻，进入亚急性期。如果病情反复发作经久不断，年龄超过一岁，且皮疹出现色素沉着，皮肤变粗增厚，甚至皮疹发生苔藓样变，分布趋向四肢，尤其以肘窝、腘窝较多。若发生急性复发，瘙痒自感剧烈，这时病情已进入慢性期。

2. 儿童期湿疹

儿童期湿疹的临床表现不同于婴儿湿疹，大多属于干性湿疹。婴儿湿疹在生后最初 3 个月以脂溢型为多见；生后 3 ～ 6 个月肥胖的婴儿以渗出型多见。生后 6 个月～ 1 岁小儿多见干燥型，这种类型可以发生在儿童，也可以由婴儿湿疹迁延不愈转变为儿童期的干性湿疹。此时皮疹的特点是个体较大，呈隆起的棕红色丘疹，或粗糙而带皮屑的棕褐色苔藓样变，前者多见于四肢伸侧，后者好发于肘窝、腘窝、颈部两侧与腕、背等处。由于皮疹痒甚，患儿会用力搔抓，常会出现少量渗液、表皮剥脱及抓痕等现象。这种长期的慢性刺激会使苔藓样变的皮肤越来越厚，周围还可见到少许散在丘疹。此外，儿童期湿疹常因剧烈瘙痒使患儿脾气急躁，夜睡不宁。

二、发病机制

小儿湿疹属于变态反应性疾病范围，与前面所述的过敏性鼻炎、结膜炎同属于一个发病机制下不同部位的 I 型变态反应性疾病。小儿湿疹发病原因很多，与体内外多种因素相关。如食入与过敏原相关的食品（牛奶、鸡蛋、海鲜、羊肉等），这些蛋白质食物之所以容易成为抗原，是因为其分子量大（大于5000）而引起变态反应。此外，唾液、溢奶对局部皮肤的不良刺激，营养过剩，碱性肥皂的不良使用等均可导致婴儿湿疹的发生。

儿童期湿疹也是由多种体内外多种因素引起的。体内有些慢性病灶如龋齿、扁桃体炎可诱发儿童期湿疹。体外如紫外线、寒湿热的物理因素、化纤衣物、外用药品、皮肤疖肿等也是引起本病的重要原因。

儿童哮喘合发或并发小儿湿疹的概率虽不像过敏性鼻炎那样高，但也并不少见，特别是儿童期湿疹在临床上屡见不鲜，只不过很少出现病情危重的情况，常常被忽视，或者很少与哮喘的诊疗联系起来。佘继林老师的临床体会是，从中医整体观念出发，小儿湿疹应该是哮喘治疗中不可分割的一部分，是在同一类变态反应下的局部反应。对小儿湿疹诊疗的效果也将影响哮喘疗效的转归和稳定。

三、儿童哮喘合发湿疹诊疗思路及方药运用

儿童哮喘合发或并发小儿湿疹在临床并不少见。根据发病部位及形态的不同，中医对本病的称谓很多，如"湿疮""浸淫疮""四窝风"等。本病有时病情比较轻浅，时发时止，常被临床忽视，但是细心观察和详细问诊后可知，不少哮喘患儿在病情发作前有过皮肤奇痒而无皮疹出现的情况，直到哮喘发作后才出现皮疹。对于哮喘合发或并发湿疹的治疗，佘继林老师坚持紧扣病机，抓住变态反应机制方面的相关性及"从风论治"的原则，在中医整体观念指导下，选取白鲜皮、地肤子、凌霄花、苦参四味药组成"疏风平肤汤"，作为引经达皮和强化治疗的方剂。佘继林老师治疗过敏性疾病疗效明显，从临床观察来看，主要有以下几点原因：其一，肺窍平抑汤和疏风明目汤中，连翘、防风、辛夷、菖蒲及菊花、桑叶、钩藤、僵蚕均有疏风、息风的作用，达到了从风论治过敏性疾病的目的。同时中药药理研究也表明，上述八味药均有增强免疫、调节免疫、促进体液免疫和细胞免疫的作用，

其中辛夷和桑叶还具有抗氧化作用。其二，在上述方药基础上加用疏风平肤汤，三方加减化裁，达到了预期的治疗目的。

白鲜皮：味苦，性寒，归脾、胃经。本品具有清热解毒、除湿止痒的功效，适用于湿热疮疹、肌肤湿烂、皮肤瘙痒等。《本草纲目》载本品"为诸黄风痹要药"。白鲜皮是中医皮肤科使用率极高的中药之一，这与其抗炎、抗变态反应和抗菌的药理作用密切相关。现代药理学研究表明，白鲜皮的化学成分主要有腑酮、白鲜碱、黄柏酮、茵芋碱、槲皮素、8 – 甲氧基 – N – 甲基二甲吡喃并喹啉酮。白鲜皮提取物腑酮可以减轻由脂多糖刺激巨噬细胞引发的炎症反应。白鲜碱对由二甲苯引起的耳廓肿胀有抑制作用，也可以减轻醋酸所致小鼠腹腔毛细血管渗透性。槲皮素能够抑制角叉菜胶引起的鼠跖水肿，其与姜黄素合并用药能够显示出更强的抗炎活性；槲皮素也可以有效抑制人类肥大细胞释放一些致炎因子，用于治疗过敏性疾病和炎症性疾病。8 – 甲氧基 – N – 甲基二甲吡喃并喹啉酮和茵芋碱可以抑制脂多糖产生一氧化氮的活性，从而减轻炎症症状。

地肤子：味甘、苦，性寒，归膀胱经。本品具有清热利湿、祛风止痒等功效，是中医皮肤科常用的传统中药，主要治疗风疹、湿疹、皮肤瘙痒等病症。现代药理学研究表明，地肤子主要含有三萜皂苷、甾类化合物、挥发油等，对皮肤病的多种癣菌均有不同程度的抑制作用。地肤子水提物可抑制炎症和 I、III、IV 型变态反应，并对诱导的小鼠搔抓反应有显著抑制作用。地肤子所含皂苷是止痒、抗炎及抑制 I 型变态反应的有效成分。

凌霄花：味辛，性微寒，归肝、心包经。本品具有活血破瘀、凉血祛风等功效，广泛用于中医妇科、内科、肿瘤科多种疾病，在中医皮肤科主要用于血热生风导致的皮肤瘙痒等。凌霄花既是血药又是风药，在治疗中能产生"风去血自通"的效果。现代药理学研究表明，本品化学成分主要有挥发油、三萜类、苯丙醇苷、黄酮类、花色素等，药理作用主要有改善血液循环、镇痛抗炎、抗氧化等。其提取物对自由基和活性氧等物质具有清除活性。凌霄花喷雾剂能够显著抑制组胺所致小鼠皮肤毛细血管通透性的增加。美洲凌霄花喷雾剂对蚊虫叮咬所致的局部肿、胀、痒等症状有明显的改善作用。

苦参：味苦，性寒，归心、肝、胃、大肠、膀胱经。本品具有祛风止痒、清热燥湿利水等功效，临床治疗湿热蕴结所致的消化系统、泌尿系统疾病，在皮肤科主要用于以皮肤瘙痒或湿热内蕴为特点的疾病，如湿疹、脓疱疮及疥癣等。现代药理学研究表明，苦参化学成分主要为生物碱类和黄酮类化合物，也是其药理作用的活性成分。从苦参根、茎、叶和花中可以分离出 23 种生物碱，从苦参根分离的黄酮类化合物已有 32 种。氧化苦参碱有抑制 IgE 和由抗原引起的肥大细胞释放组胺的作用，提示其可以抗过敏。大鼠动物实验证实，苦参碱能明显对抗组织胺、乙酰胆碱及氯化钡兴奋气管平滑肌的作用，故具有平喘作用，已在临床用来治疗支气管哮喘及喘息性气管炎。小鼠动物实验证实，苦参对 T 淋巴细胞、B 淋巴细胞和巨噬细胞的免疫功能活性均有明显的抑制作用。

婴儿湿疹是与变态反应密切相关的皮肤病，出生后 1 个月即可起病，俗称"奶癣"，病情轻重不一，病情较轻，一岁半后可自愈，有的患儿可延至幼儿或儿童时期。小儿较早出现湿疹与正常婴幼儿相比，日后发生其他过敏性疾病的概率较大。这种现象提示，早期出现湿疹，长大更易出现哮喘，故有学者认为婴儿湿疹是进展到幼儿哮喘的重要预测指标。因此，早期发现和预防湿疹的发生，是避免小儿过早出现哮喘的重要防范内容。

第四节　变态反应性唇炎与儿童哮喘

一、概述

　　唇炎是各种致病因素引起的唇部炎症性疾病的总称，在儿科临诊中并不少见。根据病因病理，唇炎可分为 7 种类型，变态反应性唇炎是其中之一。变态反应性唇炎又可分为速发型变态反应性唇炎和迟发型变态反应性唇炎，临床上后者常表现为Ⅳ型变态反应，或是以Ⅳ型为主的混合型变态反应。变态反应性唇炎可以单独发病，也常见与儿童哮喘合发、并发的现象。随着儿童哮喘的急性发作，本病也可随之由轻变重或由缓解到发作，这种现象在客观上反映了两病之间存在着同一变态反应类型条件下不同靶点的炎症反应。

　　变态反应性唇炎与哮喘的病因病机也存在着不可分割的相关性，在中医整体观念指导下，必须把治疗哮喘和同时并现的炎症靶点，哪怕是发病率不高的炎症靶点，作为一个整体考虑，才能提高疗效，缩短疗程。

二、发病机制

变态反应性唇炎发病原因是变应原第二次进入机体后引起的Ⅰ型变态反应，这种反应导致组胺及慢反应物质等释放，引起口唇黏膜毛细血管壁通透性增加，产生组织水肿，又称唇血管神经性水肿型。还有一型唇炎是因唇部直接接触变应原后发生Ⅳ型变态反应，又称接触性唇炎。慢反应物质是细胞膜花生四烯酸脂氧化酶代谢途径的产物，如白三烯 C4、D4、E4 等，参与炎症反应和免疫反应，不仅引起口唇黏膜毛细血管壁通透性增加，产生组织水肿，还可以使平滑肌缓慢而持久的收缩。

唇血管神经性水肿型，鱼虾等可能为本病的变应原，药物如磺胺、感染因素如细菌或病灶、精神因素如情绪波动、物理因素如寒冷刺激等均有可能成为本病的诱发因素。

接触性唇炎型，食物，糖果，口唇接触的药膏、牙膏等均可成为本病的变应原。这些变应原作用于机体后，可使 T 细胞致敏，并大量增殖。当再次接触相应变应原时，致敏 T 细胞就分化增殖，直接杀伤靶细胞或释放淋巴因子，引起以单核细胞浸润和细胞变性坏死为主的局部变态反应性炎症。由于释放这些大量的淋巴因子需要较长的时间，并且巨噬细胞移行到炎性病灶也需要一定的时间，因此，这一类型的变态反应，从抗原的侵入到症状的出现需要一个过程，形成迟发型变态反应。从接触抗原到症状出现需要 18～24 小时，48～72 小时达高峰。

临床中与变态反应相关的疾病，并非完全呈现单一的变态反应类型，同一抗原可以引起不同类型的变态反应，也表现为以某一类型变态反应为主。小儿变态反应性唇炎中的迟发型就具备这个特点。

对本病病机的认识，历代医家也各有己见。隋代巢元方等所著《诸病源候论》中论述本病病机："脾胃有热，气发于唇，则唇生疮，而重被风邪、寒湿之气搏于疮，则微肿湿烂，或冷或热，乍瘥乍发，积月累年谓之紧唇。"明代薛己在《口齿类要》中论述："脾之荣在唇……若唇情动火伤血，或因心火传授脾经，或因浓味积热伤脾。"清代许克昌、毕法合撰的《外科证治全书》认为，本病是"脾经血燥"所致。

历代医家对本病在学术上的争鸣、流派上的纷呈，给后人留下了丰富的诊疗经验。

纵观历代医家对本病病机的认识，尽管学术观点各有不同，但论述病机、诊治本病的切入点都集中在中焦脾胃上，可见，中焦脾胃的纳运失司、升降失衡是造成本病发生的根本病因病机。从小儿生理特点来讲"脾常不足"；从经络学说来讲，足阳明胃经挟口环唇；从藏象学说来讲，脾"在窍为口，其华在唇"；从哮喘病因病机来讲，内因"责之于肺、脾、肾三脏功能不足"，脾又是哮喘发病内因的重要脏器之一。因此，在治疗哮喘合发、并发变态反应性唇炎时要"紧扣脾胃失司的病机，抓住变态反应疾病之间在病机方面的相关性及从风论治的原则"进行辨证论治，才能取得如期效果。

从目前临床患儿所表现出来的中焦脾胃纳运失司、升降失衡的特点来看，本病有"脾虚胃热"的特征，患儿中多过食肥甘厚味、体胖多食，超越胃的受纳能力，致使食积中焦，郁而化热，滞热内生，日久烁耗阴血，加上患儿贪食寒凉，伤及脾阳，脾失健运，气血生化乏源，以致阴血亏损，血虚生风，风邪循经上扰，抵口达唇，导致本病的发生。

三、儿童哮喘合发变态反应性唇炎诊疗思路及方药运用

唇炎早在《灵枢·刺节真邪》中就有相关记载："阳气有余则外热……舌焦唇槁，腊干嗌燥。"其中"唇槁"就是对本病最早的称谓。而后针对本病的临证特点，历代医家又提出了多种称谓，如"唇肿""唇疮""唇燥裂"等。

对于哮喘中变态反应性唇炎合发或并发的治疗仍然要坚持中医学整体观念，通过引经药作用到变态反应性唇炎的病变部位，达到治疗本病的目的。临床上可选取麸炒青皮、厚朴、丹参三味药组成"化滞唇愈汤"，作为引经达唇和强化治疗的方剂。从临床观察来看，本方治疗效果较好，分析原因：其一，肺窍平抑汤和疏风明目汤中连翘、防风、辛夷、菖蒲、菊花、桑叶、钩藤、僵蚕八味药均有疏风、息风的作用，达到了从风论治过敏性疾病的目的；同时，现代药理学研究也表明，八味药均有增强免疫、调节免疫、促进体液免疫和细胞免疫的作用，其中辛夷和桑叶还具有抗氧化作用。其二，在上述方药基础上，加治疗湿疹的引经和强化治疗的方"疏风平肤汤"及治疗本病的"化滞唇愈汤"，可以达到预期的治疗效果。"化滞唇愈汤"由青皮、厚朴、丹参三味药组成。

青皮：味苦，性辛、温，归肝、胆、胃经。本品具有疏肝破

气、散结消滞的功效。适用于肝气郁滞、气滞血瘀诸证，对于中焦脾胃食积不化、胃脘食积气滞具有较强的功效。现代药理学研究表明，青皮是一种临床应用广泛、安全有效的药物，对心血管、消化、呼吸系统等有广泛的药理作用，有效成分主要有挥发油、黄酮类化合物、多种氨基酸等。青皮有明显的调整胃肠功能作用。青皮中的挥发油对胃肠道有温和的刺激，可以促进消化液的分泌和排除肠内气体。动物实验表明，青皮协调和促进胃肠运动功能的机制是在不改变胃肠平滑肌基本频率的前提下，增强其峰电活动或促进胃动素释放以提高血浆胃动素水平。动物实验还表明，青皮有明显的利胆作用，增加胆汁的排出并能舒张离体胆囊平滑肌，可促进胆汁分泌。并对肝细胞功能有保护作用。

厚朴：味苦，性辛、温，归脾、胃、肺、大肠经。本品具有行气、消积、燥湿、平喘的功效，适用食积、气滞、湿阻所致的脘腹胀满诸症。现代药理学研究表明，厚朴含有厚朴挥发油，其中多种为有效成分；多种酚类物质，其中主要的活性物质以厚朴酚为主；生物碱类成分主要为厚朴碱；尚含少量的皂苷、鞣质，微量元素钙、钠、钾、镁、铁、锰、锌、铜。厚朴叶中还可提取得到芦丁等。厚朴对机体具有多种药理活性，主要有胃肠活动、抗菌、抗病毒、肌肉松弛和中枢抑制、抗过敏等作用。对胃肠活动的影响主要来自厚朴挥发油，具有祛风健胃作用。动物实验表明，厚朴可以抑制组胺所致十二指肠痉挛，并对幽门溃疡有增强抗溃疡作用。此外，厚朴酚对应激、胃液分泌的增加有抑制作用，并对过氧、超氧自由基，具有明显的抗氧化作用；不同浓度的厚朴酚可显著抑制抗 IgE 抗体刺激的白三烯的产生，具有明显的抗炎作用。

丹参：味苦，性微寒，归心、心包、肝经。本品具有活血祛瘀、凉血消肿、养血安神的功效，素有"一味丹参功同四物"的美誉。选用丹参治疗变态反应性唇炎意在用其"性微寒"以清滞热，用其"养血"以养血息风止痒，用其"活血祛瘀"以消肿止痛，也有"血行风自灭"的意思。现代药理学研究表明，丹参具有多种化学成分，并在临床应用方面有广泛的药理活性。丹参中主要含有丹参酮和丹酚酸两大类化合物，具有抗菌消炎、抗过敏、抗过氧化、清除自由基、保护线粒体、促进组织修复与再生等多种药理活性。有文献报道，口服丹参水溶液治疗十二指肠球部溃疡及胃溃疡，治愈率可分别达83.3%和86.7%。又有文献报道，口服丹参酮，双盲对照治疗炎症性寻常痤疮，并观察其对皮脂溢出率及痤疮丙酸杆菌计数的影响情况，结果总有效率为84%，无明显不良反应；丹参酮对痤疮丙酸杆菌高度敏感，是一种缓和的雌激素样物质，起着抗雄激素的作用，还具有类似氢化可的松的抗炎作用。这些报道都说明丹参对皮肤、黏膜的损伤及炎症有良好的治疗作用。动物实验表明，丹参对肥大细胞脱颗粒有明显的抑制作用。

"化滞唇愈汤"是佘继林老师治疗肺系过敏性疾病合发或并发变态反应性唇炎的经验方。本病在临床上病情轻重不一，轻型的变态反应性唇炎仅有口唇发干轻痒，并不影响进食和正常的活动，由于口干患儿经常用舌头舔舐，仔细观察口周可见黏膜与正常皮肤交接处有一圈明显的分界线，颜色暗红，当哮喘发作时口唇也随之发生变化，口唇可出现明显红赤、肿痒，严重的还可出现唇裂或脱皮，这种情况有时也可以单独发生，是由其他接触性抗原引起的发作，可以速发，也可以迟发，也有时两型之间界线并不明显，这是因为临床中与变态反应相关的疾病，并非完全呈现单一的变态反应类型，同一抗原可以同时引起不同类型的变态反应，也表现为以某一类型变态反应为主。小儿变态反应性唇炎中的迟发型就具备这个特点，再加上哮喘发作与变态反应性唇炎合发或并发的概率远不如过敏性鼻炎、结膜炎、湿疹那样高，所以常常被临床忽视。佘继林老师认为，变态反应性唇炎应视为哮喘合发、并发病之一，在治疗哮喘中应得到相应的重视，这对于缩短哮喘治疗期的时间、减少哮喘的反复发作都是非常重要的。（本方的进一步方解可参考经验方章节）

第五节　腺样体肥大与儿童哮喘

一、概述

　　过敏性鼻炎和哮喘同属于变态反应性疾病，两者在发病原因、免疫病理机制、治疗方法等方面都有很多相同之处，最典型的现象就是哮喘患儿中约78%[34]合并过敏性鼻炎。近年来，西医学把哮喘和过敏性鼻炎所形成的合发、并发现象称为"同一气道，同一疾病"，过敏性鼻炎随儿童哮喘的反复发作又带来鼻咽腔顶部、蝶骨体底和枕骨斜坡颅外面的一团淋巴组织持续肿大。这团淋巴组织是咽淋巴环中的重要组成部分，又称为腺样体。腺样体具有一定的免疫作用，小儿生后随年龄增长，腺样体会出现生理性增殖，2～6岁时为增殖旺盛的时期，在学龄前后到达高峰，10岁左右开始逐渐萎缩。在临床中，儿童哮喘伴随着过敏性鼻炎的反复发生，又引起腺样体不断发炎增生。这种病理性肿大不断加重则引起鼻堵、张口呼吸，尤以夜间加重，出现睡眠打鼾、夜睡不宁，甚至出现呼吸暂停等症，并常与慢性扁桃体炎、扁桃体肥大并存。如果长期反复发作，还可引起儿童腺样体面容、分泌性中耳炎、鼻后滴流综合征，进而影响孩子生长发育。由于儿童发育需要大量的氧气，而打鼾会使其在睡眠中严重缺氧，直接导致脑部发育供氧不足，引起促生长激素分泌减少，不但影响儿童身高，而且抵抗力下降，还将影响其今后的智力。

在临床中，这种儿童哮喘－过敏性鼻炎－腺样体肥大三联一体的病情十分常见。目前对于腺样体肥大常用的检查方式是经口腔间接鼻咽镜检查和鼻内镜检查，但是由于小儿咽腔狭小、鼻咽镜和鼻内镜对咽部刺激重等原因，患儿很难配合，检查相对困难。如今，国内外已采用鼻咽部侧位X线平片检测，在鼻咽侧位片上测定A/N（腺样体/鼻咽腔）比值，能直观评估腺样体肥大程度，依据可靠，方法简便，易被患儿所接受，已是目前诊断腺样体肥大的常规方法。在X线平片上首先测量腺样体（adenoid，A）厚度，然后再测量鼻咽腔（nasopharyngeal，N）宽度，最后用腺样体与鼻咽腔的比值（A/N）评估二者情况，为临床诊断和治疗腺样体肥大提供了可靠的客观依据。另外，鼻咽部侧位X线平片还要检测后气道间隙（pharyngeal airway space，PAS）的宽度。目前，该检测的评估尚无统一标准：有的学者认为，A/N ≤ 0.60 属正常，A/N 在 0.61 ～ 0.70 之间为中度肥大，A/N ≥ 0.71 为病理性肥大；也有的学者认为，A/N ≤ 0.66 为正常，A/N > 0.7 为肥大，A/N > 0.8 为显著肥大。

目前西医学对本病的药物治疗主要有鼻用类固醇激素、黏膜促排剂，以减轻腺样体淋巴组织的肥大症状，改善黏膜上纤毛的摆动，清除后鼻道的有害物质，也可以服用一些提升免疫功能的药物。但是上述药物的治疗有一定的局限性，对于较重的腺样体肥大，症状的改善并不理想，最终可能还要手术摘除。

腺样体肥大在中医古医籍中没有明确的病名，但在临床上通过四诊合参、辨证论治、治病求本，完全可以取得理想的疗效。中医治疗疾病从古至今历来强调"治病必求于本"，因此，对引起腺样体肥大的病因进行治疗就是"治病必求于本"的具体体现。在哮喘儿童中，过敏性鼻炎的反复发作、炎症的不良刺激是引起腺样体病理性肥大的重要原因。从这点来讲，对儿童哮喘和过敏性鼻炎的治疗就是对腺样体肥大最有效的治疗。只有从这个"治本"的问题入手，才能从根本上解决腺样体不断肥大，进而加重病情的态势。在这个基础上再对肥大的腺样体进行针对性的治疗，才能取得满意疗效。

二、儿童哮喘继发腺样体肥大诊疗思路与方药运用

腺样体病理性肥大是一个急慢性交替呈递进性加重的病理过程，是一种慢性炎症反复刺激的结果，是儿童哮喘合发过敏性鼻炎的继发病。佘继林老师认为，本病的病理特征是多元性的，有

急性发作期可逆性的细胞和组织水肿，也有迁延或慢性期的增生、肥大及纤维化。针对上述病理特征，中医治疗原则应以利湿消肿、活血化瘀、软坚散结为主。佘继林老师在临床实践中总结出"消肿散结汤"的经验方，由夏枯草、浙贝母、昆布、路路通组成。

夏枯草味苦，性寒，归肺、肝、心经，苦寒泄热，尤以散结消肿为著。浙贝母味苦，性寒，归肺、心经，不仅有止咳化痰之功，还有较强的清火散结之力。昆布性味咸、寒，归肝、胃、肾经，有消痰软坚的功效。路路通味苦，性平，归肝、肾经，具有活血通络、利水通利之效。四药合力，起到软坚散结、化痰消肿、清热祛风的功效，在临床运用时疗效明显，但在具体应用时要根据病势灵活应变，不可拘泥。例如慢性持续期的患儿突然出现病情反复，鼻腔炎症加重，炎性分泌物增多，这种不良因素的激惹会使腺样体的细胞和组织水肿明显加重，从而出现鼻塞。此时，"消肿散结汤"的化裁加减应侧重于利湿消肿通窍，可酌加茯苓皮、冬瓜皮以利湿消肿，也可加菖蒲以通鼻窍。临床上病情变化多样，这就要求方药的变化不仅及时还要准确，真正做到"方从法出，法随证立"，才能取得满意的疗效。

第六节　分泌性中耳炎与儿童哮喘

一、概述

分泌性中耳炎是以咽鼓管开口粘连狭窄、中耳内有积液、听力下降为特征的非化脓性炎性疾病，在治疗儿童哮喘及相关疾病过程中并不少见且易反复发作。本病早期仅以黏膜水肿、毛细血管通透性增加为特点。中耳内积液是由渗出液、漏出液及分泌的黏液组成的非化脓性积液。

本病发生的原因很多，儿童多种疾病都可以导致咽鼓管阻塞而引起本病的发生，与儿童哮喘相关的疾病有腺样体肥大、过敏性鼻炎、鼻窦炎、扁桃体炎等，其中腺样体肥大与本病的发生更为密切，这与两者的解剖位置极为邻近相关。肥大的腺样体堵塞了咽鼓管开口，直接导致本病的发生。此外，过敏性鼻炎引起的咽鼓管咽口黏膜水肿、狭窄也是诱发本病的重要原因。

分泌性中耳炎归属于中医"耳胀""耳闭"等范畴。"耳胀"通常是指疾病初起，自感耳内胀闷及听力减退，多为实证；"耳闭"是指病程已久，病情反复发作，日越加重，耳窍闭堵，听力明显下降，耳内如隔物聆听，多属虚证。

中医学认为，耳在头部，是人体的外在器官，但通过经络沟通人体内外、五脏六腑、四肢百骸，无处不至，与人体构成一个统一的整体。耳与十二经脉联系紧密，为宗脉所聚之地，又多为阳经，其中包括手少阳三焦经、足少阳胆经、手太阳小肠经、足阳明胃经、足太阳膀胱经。此外，耳与脏腑之间的关系也十分紧密。由于本病发病的内因责之于肺、脾、肾不足，而分泌性中耳炎又为小儿哮喘的继发病，因此，掌握和运用耳与肺、脾、肾三脏的生理、病理关系，也是"紧扣病机"，辨证施治，取得明显疗效的重要内容。

耳与肺的关系：肺为肾之母，耳为肾之窍。肺通过宣发与肃降，将津液及水谷精微布散到全身，濡养耳窍，使耳聪；反之，就会出现耳病，如"耳胀""耳闭"等病症。

耳与脾的关系：脾主运化，脾气可促进水谷的消化吸收，并通过升清降浊，将水谷精微转输到全身，清阳之气濡养耳窍，使耳聪，发挥正常的生理功能；反之，脾虚失健，运化失司，邪聚耳窍，失聪生疾。

耳与肾的关系：肾为先天之本，开窍于耳。《灵枢·脉度》载："肾气通于耳，肾和则耳能闻五音矣。"肾阴肾阳充盈，才能耳窍聪灵；反之，耳窍失聪，就会出现耳胀、耳鸣、耳闭甚至耳聋等疾病。

分泌性中耳炎在临床可见多种证型，但在儿童哮喘及相关疾病中继发的分泌性中耳炎，其治疗思路上应该在中医"整体观念"指导下，将哮喘及相关疾病与本病作为一个整体进行辨证施治，才能取得满意的疗效。

分泌性中耳炎的临床证型在儿童以实证多见，在治疗儿童哮喘及相关疾病时，分泌性中耳炎常在原发病病情加重时出现，治疗得当，病情可以很快缓解，这个特点符合风邪善行数变的特点，起病迅速，具有突发性、反复性。其病机应为风邪侵袭，上袭耳窍。因此，风邪滞窍应该是本病主要的病因病机，这与儿童哮喘及相关疾病感受风邪为主导的病因病机紧密相关。此外，肥大的腺样体堵塞咽鼓管开口、过敏性鼻炎引起的咽鼓管咽口黏膜水肿，继而出现中耳内积液，这些"水肿""积液"的病理改变又与哮喘发生病因病机息息相关，脾虚失健，运化失司，水湿不化，因此，湿邪蕴耳也是本病的病因病机。

二、儿童哮喘继发分泌性中耳炎诊疗思路及方药运用

对儿童哮喘继发分泌性中耳炎的治疗要紧扣病机，从风邪滞窍、湿邪蕴耳入手，运用疏风通窍、健脾利湿的原则，在中医整体观念的指导下辨证论治。

分泌性中耳炎是儿童哮喘及相关合发、并发的继发病，同时又存在着个体差异，包括病情轻重不一，合发、并发病种不同，继发病的有无，这些客观存在的因素都给临床治疗思路带来了多元性。前文围绕着儿童哮喘的诊疗，共涉及了8个病种，8首经验方，34味中药，这些方药已经具备疏风通窍、健脾利湿的治疗作用，但是对分泌性中耳炎的治疗"靶"向不一定很明确，药力作用也不一定到位。面对这种情况，就要针对个体化病案，结合分泌性中耳炎的病情做出正确的辨证与施治。如为加强疏风的力度，可选用防风、蝉蜕、白僵蚕、菊花、钩藤等；为加强通窍力度，可选菖蒲、藿香等；为加强健脾利湿效果，可选苍术、冬瓜皮、茯苓皮、薏苡仁等；湿热蕴于肝经，可从龙胆泻肝汤化裁。对上述药味有针对性地选择和补充，可尽快取得利湿消肿开窍的最佳效果，与儿童哮喘及相关合发、并发、继发病一起达到整体治疗的目的。

第八章 佘继林儿童哮喘常用经验方剂介绍

本章主要介绍佘继林老师在治疗儿童哮喘中不断运用、反复实践、尽心揣摩所总结出来的经验方剂 10 首，主要用于治疗儿童哮喘及其合发、并发、继发病。在这些方剂拟定中，佘继林老师用一种创新的思路，把传统的中药药性与近年来对中药药理的研究结合起来，使方药的使用更有针对性，疗效更加明显，并巧妙利用中药多成分所具有的多系统、多靶点、多器官、多效用的药理效应，力求达到药味少而药力专的效果。

一、肺窍平抑汤

【组成】连翘　　防风　　辛夷（包煎）　　菖蒲

【功用】祛风通窍，止涕除痒，消肿止嚏。

【主治】肺卫不固，风邪或兼夹诸邪侵袭人体，引起以鼻痒、鼻塞、清涕、喷嚏为主要症状的鼻病。

【按语】本方是佘继林老师治疗过敏性鼻炎的经验方。哮喘患者中过敏性鼻炎的发生率为 78%，过敏性鼻炎的患者中哮喘的发生率为 20%～38%，两者在病机上同属变态反应性疾病，只是反应部位不同。因此，佘继林老师主张同一气道，同一疾病，同时治疗，才能有效控制病情，避免复发。本方的使用应以治疗儿童哮喘的方剂并用，如果单纯治疗过敏性鼻炎，可以在本方基础上结合中医四诊的证候辨证论治。

过敏性鼻炎归属中医"鼻鼽"范围，针对鼻痒、鼻塞、清涕、喷嚏为主要症状的风邪表现，应以风论治，运用疏风通窍的基本原则辨证论治。"肺窍平抑汤"就是在这个基本原则指导下，经过临床实践的反复验证、修订而逐渐形成的。

佘继林老师又根据过敏性鼻炎出现的五大症状，即鼻塞、流涕、鼻痒、喷嚏、鼻出血，把"肺窍平抑汤"作为母方，针对上述五大症状衍生出 5 首子方。鼻塞明显者，选用"肺窍平抑汤"加"细辛葱白汤"（细辛 1～1.5g、葱白半寸段），加强温通鼻窍的作用；流涕明显者，选用"肺窍平抑汤"加"苍藿薏仁汤"（苍术、藿香、薏苡仁），以温燥化湿、渗湿止涕；鼻痒明显者，选用"肺窍平抑汤"加"僵蚕地肤汤"（僵蚕、地肤子），加强祛风止痒；喷嚏明显者，选用"肺窍平抑汤"加"参桂止嚏汤"（太子参、桂枝），以益气通阳止嚏。

【用法】水煎服。

【煎法】

1.中药浸泡：入煎前先用水浸泡 10 分钟左右（冷水浸泡即可），水量以浸过中药 1 寸为宜，二煎水量酌减。

2.煎药时间：先用大火煮开持续 10 分钟，改成小火煎煮 15 分钟，将药汁倒出，再向锅内加水，大火煮开即刻改小火煎 20 分钟，再次将药汁倒出。两次煎煮的药汁混合到一起，分次服用。

3.服药时间：饭后半小时。

4.包煎：用纱布袋装好放入共煎煮。

5. 5 岁以下的儿童煎 1 次，5 岁以上煎 2 次。

【服法】

1. 3 岁以下每日服 4 次：小于 1 岁，每次 15 mL；小于 2 岁，每次 20mL；小于 3 岁，每次 25mL。

2. 3 ～ 5 岁每日 3 次：小于 4 岁，每次 60mL；大于 4 岁，每次 80mL。

3. 5 岁以上每日 2 次，每次 125mL。

二、疏风明目汤

【组成】菊花　　桑叶　　钩藤（后下）　　僵蚕

【功用】疏风止痒，清热明目。

【主治】风邪袭体，上犯苗窍引起的双眼痒甚，目赤瞬眼，畏光流泪，双眼偶有黏丝状分泌物。

【按语】本方是治疗儿童哮喘合发或并发过敏性结膜炎的经验方，过敏性结膜炎相当于中医学中的"时复症""目痒症"，是以眼部发痒为主要症状的眼病。

中医学讲究整体观念，过敏性结膜炎应视为儿童哮喘不可分割的组成部分，整体治疗。中医学认为，本病的发生与儿童哮喘的"风邪"息息相关。风为阳邪，轻扬开泄，易袭阳位。故风邪侵袭人体，常伤及机体的上部如眼、鼻、耳和肌表。因此，从风论治过敏性结膜炎，应当紧扣病机，抓住免疫病理机制方面的相关性及"从风论治"的原则，把治疗儿童哮喘和过敏性鼻炎药物通过引经药作用到过敏性结膜炎的部位上来，从而达到治疗本病的目的。佘继林老师经多年临诊观察，筛选了菊花、桑叶、钩藤、僵蚕四味药组成"疏风明目汤",作为引经和强化治疗本病的方剂。

过敏性结膜炎在哮喘发作过程中合发或并发的概率是比较高的,只是有时病情比较轻浅,或者医生认识不到本病与哮喘的内在联系,有时本病还常与过敏性鼻炎同时并现,病情轻重不同,在临证治疗时要灵活掌握。例如,过敏性结膜炎由于患儿经常用手揉搓眼睛解痒可以引起细菌感染或双目红赤充血明显,遇到这种情况就要在"疏风明目汤"基础上随症加减,以求取得最佳的治疗效果,但要力求方小力专,毕竟最终还要与主病哮喘合方进行整体治疗。

【用法】水煎服。

【煎法】同肺窍平抑汤。

三、疏风平肤汤

【组成】白鲜皮　　地肤子　　凌霄花　　苦参

【功用】疏风止痒,清热利湿。

【主治】素体湿热,风邪袭表引起的婴儿或儿童湿疹,皮肤瘙痒明显,多种形态的皮肤损害,病情轻重不一,皮肤常有渗出且反复发作。

【按语】本方是治疗儿童期湿疹的经验方,儿童哮喘常合发湿疹。湿疹是一种与家庭过敏体质相关并与变态反应有密切关系的皮肤病,临床上可分为婴儿湿疹和儿童期湿疹两个类型。如果这种湿疹存在的同时,患儿还患过敏性疾病,同时末梢血检测嗜酸细胞增高,并在血清检测时出现针对多种抗原的特异性 IgE 抗体,则此湿疹又可称为异位性皮炎。

小儿湿疹属于变态反应性疾病范围，与前面所述的过敏性鼻炎、结膜炎同属于一个发病机制下不同部位的Ⅰ型变态反应性疾病。对于哮喘合发或并发湿疹的治疗，佘继林老师仍然坚持紧扣病机，抓住变态反应机制方面的相关性及从风论治的原则，在中医整体观念的指导下，把治疗儿童哮喘及相关过敏性疾病的药物一并通过引经药物作用到湿疹的病变部位，达到治疗本病的目的。临床上选取白鲜皮、地肤子、凌霄花、苦参四味药组成"疏风平肤汤"，作为引经达皮和强化治疗的方剂加以运用。

小儿湿疹在小儿生后1个月即可起病，俗称"奶癣"。其病情轻重不一，婴儿湿疹病情较轻者一岁半后可自愈，有的患儿可延至幼儿或儿童。与正常婴幼儿相比，小儿较早出现湿疹，日后发生其他过敏性疾病的概率大，这种现象提示我们，早期出现湿疹，长大更易出现哮喘。有研究提示，婴儿湿疹是进展到幼儿哮喘的重要预测指标。因此，早期发现和预防湿疹的发生，也是避免小儿过早出现哮喘的重要防范内容。

【用法】水煎服。

【煎法】同肺窍平抑汤。

四、化滞唇愈汤

【组成】青皮　　厚朴　　丹参

【功用】清热，化滞，息风。

【主治】脾胃滞热引起的口唇红肿或干裂，口气秽浊，腹胀便干，夜睡不宁。

【按语】本方是治疗儿童哮喘合发或并发变态反应性唇炎的经验方。唇炎在儿科临诊中并不少见，分类方法不一，按病因病理可分为7种类型，变态反应性唇炎是其中之一。此类型的唇炎又可分为速发型和迟发型两型。变态反应性唇炎在临床中与儿童哮喘发病的相关性并没有像过敏性鼻炎与儿童哮喘发病的相关性那样得到应有的重视，临诊中观察到，变态反应性唇炎可以单独发病，但也经常与儿童哮喘合发、并发，随着儿童哮喘的急性发作，本病也可随之由轻变重或由缓解到发作。至于变态反应性唇炎的存在是否可以诱发儿童哮喘的发作或影响儿童哮喘的缓解，目前尚未见到相关报道，但是过敏性鼻炎可以诱发儿童哮喘的发作已是不争的事实。这一点提示我们，两病之间可能存在着同一变态反应类型条件下不同靶点的炎症反应，应在中医整体观念的指导下把治疗哮喘和同时并现的炎症靶点，哪怕是发病概率不高的炎症靶点，作为一个整体进行治疗，才能提高疗效，缩短疗程。

因此，在治疗哮喘合发、并发变态反应性唇炎时要紧扣脾胃失司的病机，抓住变态反应疾病之间在病机方面的相关性及从风论治的原则进行辨证论治，才能取得如期效果。

本方是佘继林老师治疗肺系过敏性疾病合发或并发变态反应性唇炎的经验方。变态反应性唇炎在临床上病情轻重不一，可以速发，也可以迟发，临床上有时两型之间界限并不明显，另外，哮喘发作与变态反应性唇炎合发、并发的概率远不如过敏性鼻炎、结膜炎、湿疹那样高，所以常常被临床忽视。佘继林老师认为，变态反应性唇炎应视为哮喘合发、并发病之一，在治疗哮喘中应得到应有的重视，这对于缩短哮喘治疗期的时间、减少哮喘的反复发作都是非常重要的。

【用法】水煎服。

【煎法】同肺窍平抑汤。

五、桑沙百花汤

【组成】桑白皮　　地骨皮　　北沙参　　麦冬　　炙杷叶
百合　　款冬花　　防风

【功用】祛风止咳，养阴润肺，清热透邪。

【主治】风邪袭肺所致久咳不愈，干咳无痰或少痰，夜间晨起
咳重，遇风、异味、运动后咳加重。

【按语】桑沙百花汤由以上 8 味药组成，紧扣病机，共奏祛风
止咳、养阴润肺、清热透邪之功。方中防风驱除外风，使内风无
以应答作病，为君；桑白皮清泄肺热，地骨皮清肺中伏火，两药
相合肺热尽除，沙参、麦冬、百合、炙杷叶养阴清热、润肺止咳，
为臣；款冬花润肺下气、止咳平喘，为佐、为使。本方是佘继林
老师治疗咳嗽变异性哮喘和久咳、顽咳的拿手方，临证时根据具
体病情化裁。

【用法】水煎服。

【煎法】同肺窍平抑汤。

六、化痰定喘汤

【组成】清半夏　　茯苓　　葶苈子（包煎）　　地龙
炙麻黄

【功用】温化湿痰，宣肺定喘。

【**主治**】肺脾气虚，外感时所引起的喉间哮鸣，痰白清稀，形寒无汗，气短咳嗽。

【**按语**】化痰定喘汤是佘继林老师治疗儿童哮喘急性发作期"哮""喘""痰"并作时的方剂。儿童急性发作期主要表现为"哮""喘""痰""咳"四个标症，前三者又常共存，因此佘继林老师在治疗思路上就产生了"哮""喘""痰"同并一方的想法，力求方简力专，在参阅相关方剂的基础上，结合中药药性及中药药理，并在临床上进行了较长时间的观察、实践，最终选出清半夏、茯苓、葶苈子、地龙、炙麻黄，组成"化痰定喘汤"作为儿童哮喘急性发作期治疗"哮""喘""痰"并用的方剂。

【**用法**】水煎服。

【**煎法**】同肺窍平抑汤。

七、宣降止咳汤

【**组成**】杏仁　　苏子　　前胡

【**功用**】宣肺降气，疏风止咳。

【**主治**】肺卫不固，感受外邪所引起的咳嗽。

【**按语**】宣降止咳汤是治疗儿童哮喘急性发作期用于止咳的方剂，它和化痰定喘汤形成"姊妹"方，共同治疗儿童哮喘急性发作期"哮""喘""痰""咳"四个标症的联手方。宣降止咳汤由杏仁、苏子、前胡三味药组成。

【**用法**】水煎服。

【**煎法**】同肺窍平抑汤。

八、消肿散结汤

【组成】夏枯草　　浙贝母　　昆布　　路路通

【功用】软坚散结，化痰消肿，清热祛风。

【按语】急慢性炎症所引起的组织肿痛、增生、肥厚，如腺样体肥大、扁桃体肥大、淋巴结肿大等。

【方解】消肿散结汤由夏枯草、浙贝母、昆布、路路通四味药组成，主要用于儿童哮喘合发过敏性鼻炎继发腺样体肥大。四药合力，具备了软坚散结、化痰消肿、清热祛风的功效，在临床运用时常有显效，但在具体应用时要根据病势灵活应变。例如患儿突然出现病情加重、分泌物增多，腺样体水肿明显加重，这时化裁加减就应侧重于利湿消肿通窍。临床上病情变化多样，要求方药的变化及时而准确，才能取得满意的疗效。

【用法】水煎服。

【煎法】同肺窍平抑汤。

九、三炭汤

【组成】黄芩炭　　侧柏炭　　双花炭

【功用】清热，凉血止血。

【主治】鼻衄。

【按语】过敏性鼻炎是儿童哮喘合发、并发率最高的疾病，与儿童哮喘已成为"一个气道，一个疾病"的临床认定。过敏性鼻炎最常见的临床症状是鼻塞、鼻痒、流涕及喷嚏，其次是鼻出血，常被临床忽视。鼻出血又是过敏性鼻炎的继发病，有些患儿的出血频率和出血量不容轻视。临床除外引起出血的其他原因外，鼻出血也应纳入治疗范围。鼻出血常引起家长和患儿的恐惧，也影响患儿健康，对鼻出血治疗应视为整体治疗的一部分。"三炭汤"是治疗过敏性鼻炎继发鼻出血的经验方，由黄芩炭、侧柏炭、双花炭组成，三味均是入肺经的清热凉血药，其炭化后有收涩作用，使其止血作用更强，临床疗效明显。注意，此方在应用时要中病即止。

【用法】水煎服。

【煎法】同肺窍平抑汤。

十、宣降通下汤

【组成】杏仁（后下）　　苏子　　火麻仁　　瓜蒌仁
生地黄　　枳壳

【功用】宣降肺气，滋阴润肠，行气逐便。

【主治】肺失宣降，大肠失于传导所致大便秘结，肠液失润，胸腹胀满，咳喘并作等。

【按语】本方是治疗儿童哮喘伴有便秘的经验方。便秘在儿科中属于常见病，可以单独出现，也可以伴随各系统的疾病一并出现。便秘的临床症状主要是大便干燥，重者便干如球，排便艰涩强努，排便次数减少，可数日不便，病情严重可致肛裂、外痔等。

目前儿科对于便秘的治疗思路，特别是与肺系疾病并现时，多以"肺与大肠相表里"为理论指导，疗效显著。从中医经络学说来讲，手太阴肺经与手阳明大肠经相互属络于肺与大肠，互为表里。古代医家治疗便秘，多从"肺与大肠相表里"理论，肺肠同治，肠病治肺，常获良效。清代唐宗海（字容川）在《中西汇通医经精义》[100]中论述："大肠之所以传导者，以其为肺之腑，肺气下达，故能传导。"肺主一身之气，大肠的传导排泄必赖于气的推动与调节，津液才能下行润肠，大便得以通畅而排出体外。若患儿哮喘与便秘同患，根据肺与大肠的表里关系，肺肠同病应肺肠同治，相得益彰，可创新治疗思路，提高疗效。

佘继林老师在应用宣降通下汤时，于宣降肺气、润肠通腑中加入健脾之品，以达到"培土生金而助运"的目的，每获良效。

宣降通下汤由杏仁、苏子、火麻仁、瓜蒌仁、生地黄、枳壳组成。杏仁宣肺，苏子降气，一宣一降，宣降肺气，通利大便。杏仁、火麻仁、瓜蒌仁、生地黄、枳壳养阴行气，润肠通便，以利肺气宣降。方中杏仁宜包煎后下，以利肺气宣散。火麻仁、瓜蒌仁润肠通便，药量要适中和缓，根据患儿便秘轻重、药后改善情况及时调整。枳壳行气助运，具有破气消积的功效，但要注意药量不可过大，药力不可过强，以免伤及正气。

【用法】水煎服。

【煎法】同肺窍平抑汤。

第九章　佘继林儿童哮喘临床验案举隅

一、支气管哮喘

李某，女，7岁，2018年8月10日初诊。

主诉：反复咳喘1个月，加重1周。

现病史：患儿于1个月前因剧烈活动后咳嗽喘息发作并伴有白痰，晨起症状明显。经多家医院就诊，给予糖皮质激素、支气管舒张剂雾化及口服孟鲁司特钠，治疗后咳嗽喘息症状好转，但不稳定，时发时止，时轻时重，近一周因运动病情明显加重，自感胸闷、气促、有痰、咳嗽，喘息在晨起明显，遂来就诊。

中医四诊：神志清楚，体温正常，体倦少言，面色淡黄，气息喘促，喉间哮鸣，胸闷咳嗽，痰液稀白，大便不调，平素多汗，小便正常。舌体胖，苔白厚，脉缓弱。

体格检查：神清，体温正常，精神欠佳，咽微红，双肺呼吸音粗、未闻及啰音，呼吸（R）19次/分，心律齐整、未闻及杂音，脉搏（P）92次/分，腹部平软，肝脾肋下未及。

辅助检查：2018年8月3日 北京某医院肺功能提示限制性通气功能异常，支气管舒张试验阳性，第一秒用力呼气容积（FEV1）上升44.50%，呼气一氧化氮浓度均值39ppb。

个人及家族史：患儿自幼呼吸道易感，平均每月均有呼吸道易感发生，冬天更为明显，曾多次诊断喘息性支气管炎，无其他疾病史。其母为过敏体质。

西医诊断：支气管哮喘。

中医诊断：哮喘（风邪袭肺，痰湿内蕴证）。

治疗原则：疏风宣肺，止咳化痰平喘。

方剂组成：肺窍平抑汤、化痰定喘汤、宣降止咳汤合方化裁。

连翘 10g	防风 8g	辛夷 10g（包煎）	菖蒲 8g
清半夏 4g	茯苓 10g	葶苈子 10g（包煎）	地龙 4g
炙麻黄 2g	杏仁 6g（后下）	苏子 8g	前胡 10g
桔梗 4g	生甘草 6g	甜叶菊 2g	

上药水煎服，每日两次，早晚各一次，每次 125mL，饭后服用。

方剂解释：在小儿哮喘急性发作期，本着中医"急则治其标"的治疗原则，佘继林老师在治疗中紧紧抓住"哮""喘""痰""咳"四大标症进行论治，与此同时又兼顾过敏性鼻炎与哮喘之间存在着"一个气道，一种疾病"关系，把防治过敏性鼻炎的论治也纳入其中，这种清晰的治疗思路和多年积累的经验方剂是佘继林老师在治疗小儿哮喘急性发作期取得明显疗效的重要原因。

肺窍平抑汤功效为祛风通窍、止涕除痒、消肿止嚏，旨在预防和治疗哮喘合发过敏性鼻炎，或对早期过敏性鼻炎进行干预。化痰定喘汤功效为温化湿痰、宣肺定喘，治疗儿童哮喘急性发作期"哮""喘""痰"并作。宣降止咳汤功效为宣肺降气、疏风止咳，治疗儿童哮喘急性发作期除"哮""喘""痰"三症之外的

"咳"症。此方与化痰定喘汤相呼应，共奏镇咳、化痰、定喘、止哮之功，并佐以桔梗、生甘草，助其利咽、止咳、祛痰。

二诊：2018年8月24日。服上药后，哮、喘、痰、咳四大主症均见明显好转，尤以哮、喘两症为显，但仍有轻咳，咽嗽，痰液由稀白变黏稠，痰色由白兼淡黄，呈湿痰热化之象，遂加入板蓝根、蒲公英、金银花、浙贝母清热化痰之品，随证而变，另佐以白芷、紫草、荆芥，以加强疏风活血的作用。舌淡红，苔薄白，脉缓弱。拟方如下：

连翘 10g	防风 8g	辛夷 10g(包煎)	石菖蒲 8g
杏仁 6g(后下)	紫苏子 8g	前胡 10g	板蓝根 10g
蒲公英 10g	浙贝母 10g	金银花 10g	桔梗 4g
生甘草 6g	白芷 8g	紫草 8g	荆芥 8g
甜叶菊 2g			

上药水煎服，每日两次，早晚各一次，每次125mL，饭后服用。

三诊：2018年8月31日。服二诊药后，哮喘诸症基本平息，偶有轻咳，但不连续，出汗症状也较前明显好转，说明病程已进入慢性持续期中、晚阶段，是中药膏方介入的时机。中药膏方在哮喘中的应用必须以中医理论为指导，四诊内容要翔实，辨证论治要正确，扶正和祛邪的药味、药力要适合个体的实际需要，只有这样，才能达到扶正祛邪、平衡阴阳、调和脏腑、疏理气血的目的。本案的临床证候符合肺脾气虚、表虚不固的证型特点，治则应为健脾益气、补肺固表，方剂可选取四君子汤合玉屏风散加减。四君子汤用于健脾益气，玉屏风散用于补肺固表，组方时应以最终有效的方药作为开路方，与符合"肺脾气虚"证型的四君子汤、玉屏风散化裁。拟方如下：

连翘 10g	防风 8g	辛夷 10g^{（包煎）}	石菖蒲 8g
紫苏子 8g	前胡 10g	板蓝根 10g	蒲公英 10g
浙贝母 10g	金银花 10g	桔梗 4g	白芷 8g
紫草 8g	荆芥 8g	甜叶菊 2g	太子参 10g
茯苓 10g	炒白术 10g	炙甘草 6g	炙黄芪 10g

上药水煎服，每日两次，早晚各一次，每次 125mL，饭后服用。

服后病情缓解稳定，无不适。继服膏方缓调，巩固缓解疗效，防止复发。膏方处方如下：

连翘 75g	防风 50g	辛夷 75g	石菖蒲 50g
紫苏子 50g	前胡 75g	板蓝根 75g	蒲公英 75g
浙贝母 75g	金银花 75g	桔梗 20g	白芷 40g
紫草 40g	荆芥 40g	甜叶菊 15g	太子参 75g
茯苓 75g	炒白术 75g	炙甘草 40g	炙黄芪 70g
饴糖 150g			

上方一料做膏方，每袋 15g，日服 ·次，每次一袋，温开水饭后半小时冲服。

四诊：2018 年 10 月 19 日。患儿服膏方后，哮喘持续缓解，未再复发，因天气渐凉，为防止复发，巩固疗效，家长携子来诊，希望继服膏方缓调。患儿来诊时精神好，面色红润，呼吸平稳，二便正常，纳食尚好，睡眠安，舌质红润，苔薄白，脉滑。

患儿哮喘病情已稳定，持续缓解，因天气渐凉，宜原膏方中加入温润肺脏的百花膏，其中百合可润肺止咳、以御秋燥，款冬花温肺化痰、以御秋凉。拟方如下：

连翘 75g	防风 50g	辛夷 75g	石菖蒲 50g
紫苏子 50g	前胡 75g	板蓝根 75g	蒲公英 75g
浙贝母 75g	金银花 75g	桔梗 20g	白芷 40g
紫草 40g	荆芥 40g	甜叶菊 15g	太子参 75g
茯苓 75g	炒白术 75g	炙甘草 40g	炙黄芪 70g
百合 75g	款冬花 50g	饴糖 150g	

上方一料做膏方，每袋 15g，日服一次，每次一袋，温开水饭后半小时冲服。

四诊：服膏方后，患儿哮喘持续缓解已达 3 个月，进入临床缓解期。

按语： 本案患者具有反复咳嗽、喘息、胸闷等哮喘病史，发作每每与运动相关，并对抗哮喘治疗有效，无其他引起哮喘的相关疾病。肺功能提示：限制性通气功能异常，支气管舒张试验阳性，$FEV1$ 上升 44.50%；呼气一氧化氮浓度均值 39ppb。上述内容符合《儿童支气管哮喘诊断与防治指南（2016 年版）》诊断标准。

儿童哮喘是儿童时期最常见的慢性呼吸道疾病，佘继林老师根据本病的临证特点，紧紧抓住"哮""喘""痰""咳"四大标症无明显主次、前后之分的特点，采取分症论治，再合方化裁，临床疗效明显。

佘继林老师在临床中十分重视对过敏性鼻炎的防治，因为两病之间存在"同一气道，同一气道疾病"的相关性，合并治疗不仅可以加快哮喘的缓解，而且能避免哮喘反复发作。作为防治过敏性鼻炎的经验方，佘继林老师通常将肺窍平抑汤放在处方的方首，"有则治，无则防"。

本案在慢性持续期，佘继林老师适时介入中药膏方的治疗，取得了满意疗效，患儿哮喘得到了稳定的缓解，解决了长期以来西药治疗依从性差的问题，再次证实了中医药在治疗儿童哮喘方面的优势，为今后创建突出中医特色、中西医结合治疗儿童哮喘的方案进行了有益的探索和总结。

二、咳嗽变异性哮喘

司某，男，5岁，2018年6月21日初诊。

主诉：咳嗽3个月余。

现病史：患儿于3个多月前因外感着凉出现咳嗽，每日咳嗽轻重不一，凌晨最为明显，夜间咳嗽较凌晨为轻，但均为干咳无痰，不伴喘息，病后经久不愈，在剧烈活动后咳嗽明显加重。平素一般活动尚可，体温正常，呼吸道及全身未见与咳嗽相关的感染征象。病后曾多次到外院就诊，并多次间断服用头孢类、大环内酯类等抗生素药物，治疗无效，后经布地奈德雾化治疗、异丙托溴铵吸入治疗及孟鲁司特钠等抗哮喘药物治疗后，效果明显，夜间咳嗽基本控制，晨起咳嗽及运动后咳嗽明显减轻。现患儿仍有间断咳嗽，故来就诊。

中医四诊：神清，体瘦，颧红，咳嗽，以干咳为主，无痰，食纳可，夜寐安，大便素干，重时如球，三五日行一次，挣努排便，小便正常。舌质红，少苔，脉浮细数。

体格检查：神清，体温正常，精神尚好，咽后壁无分泌物黏附，咽微红，双肺呼吸音粗、未闻及啰音，R22次/分，心律齐整、未闻及杂音，P94次/分，腹部略胀，肝脾肋下未及。

辅助检查：2018年6月2日北京某儿童医院脉冲振荡肺功能报告，气道阻力未见异常，总IgE > 200 IU/mL（参考区间< 100IU/mL），对猫毛、皮屑过敏。

个人既往及家族史：患儿生后呼吸道易感，有湿疹史。其母有哮喘病史。

西医诊断：咳嗽变异性哮喘。

中医诊断：咳嗽（风邪袭肺，肺失宣降，阴虚内热证）。

治疗原则：消风止咳，宣降肺气，清热养阴。

方剂组成：肺窍平抑汤、桑沙百花汤、宣降止咳汤合方化裁。

连翘 10g	防风 8g	辛夷 10g (包煎)	石菖蒲 8g
桑白皮 10g	北沙参 10g	麦冬 10g	枇杷叶 10g
百合 15g	款冬花 10g	杏仁 6g (后下)	紫苏子 10g
前胡 10g	火麻仁 10g	瓜蒌仁 10g	甜叶菊 2g

上药水煎服，每日两次，早晚各一次，每次125mL，饭后服用。

方剂解释：该患儿诊断为咳嗽变异性哮喘，属于中医学"咳嗽"范畴，因其有时轻时重、时发时止、难治易发的特点，又有"久咳""顽咳""风咳"之称。佘继林老师认为治疗本病要紧扣病机，十分崇尚汪受传教授提出的"从风论治儿童过敏性疾病"的学术观点和以消风法为主的治疗原则。

患有过敏性疾病的患儿与家族具有遗传性特异性体质密切相关，这种体质具有"伏风"内潜体内的特点。风为阳邪，内伏日久，生热伤阴，出现阴虚内热之象，遇有外风入侵，两风相合发为本病，治疗应以消风止咳、宣降肺气、清热养阴为基本法则。佘继林老师用肺窍平抑汤疏散风邪，桑沙百花汤祛风止咳、养阴清热、润肺透邪，宣降止咳汤宣肺降气、润肠通便。三方合方化裁，共奏消风止咳之效。因患儿大便干，故加火麻仁、瓜蒌仁以润肠通便。

二诊：2018 年 6 月 29 日。患儿服上药后夜间及白天咳嗽均有好转，以干咳为主，大便干较前好转，但仍排便困难。舌红，少苔，脉细数。患儿咳减，脉不浮，提示外风已去，但阴虚内热尚存，故上方去宣降止咳汤，继用肺窍平抑汤、桑沙百花汤，以养阴清热、消风止咳。患儿大便干较前好转，但仍排便困难，故继用宣降通下汤化裁，以助排便，拟方如下：

连翘 10g	防风 8g	辛夷 10g ^(包煎)	石菖蒲 8g
桑白皮 10g	北沙参 10g	麦冬 10g	枇杷叶 10g
百合 15g	款冬花 10g	杏仁 6g ^(后下)	紫苏子 10g
火麻仁 10g	瓜蒌仁 10g	枳壳 6g	甜叶菊 2g

上药 7 剂，水煎服，每日两次，早晚各一次，每次 125mL，饭后服用。

三诊：2018 年 7 月 6 日。服二诊药后，患儿病情明显好转，咳嗽止，便秘缓解，排便不困难，继服一周。拟方同前：

连翘 10g	防风 8g	辛夷 10g ^(包煎)	石菖蒲 8g
桑白皮 10g	北沙参 10g	麦冬 10g	枇杷叶 10g
百合 15g	款冬花 10g	杏仁 6g ^(后下)	紫苏子 10g
火麻仁 10g	瓜蒌仁 10g	枳壳 6g	甜叶菊 2g

上药 7 剂，水煎服，每日两次，早晚各一次，每次 125mL，饭后服用。

四诊：2018 年 7 月 13 日。服上药后，患儿诸症平稳，暂停口服汤药，予膏方缓调，拟方如下：

连翘 50g	防风 50g	辛夷 50g	石菖蒲 50g
桑白皮 50g	北沙参 50g	麦冬 50g	枇杷叶 50g
百合 75g	款冬花 50g	杏仁 30g	紫苏子 50g
火麻仁 50g	瓜蒌仁 50g	枳壳 30g	生地黄 50
白芷 50g	紫草 40g	生甘草 40g	苦桔梗 40g
甜叶菊 15g	饴糖 150g		

上方一料做膏方，每袋 15g，日服一次，每次一袋，温开水饭后半小时冲服。

患儿服用膏方后病情稳定，后继服 3 料膏方，随访未再出现持续性长期咳嗽，病情稳定。

按语：该患儿以慢性咳嗽为主要表现，咳嗽 3 个月余，持续时间＞4 周，常在运动、夜间和凌晨发作和加重，以干咳为主，不伴有喘息，临床上无发热及感染征象，经较长时间多种抗生素治疗无效，抗哮喘药物治疗有效，排除其他原因引起的慢性咳嗽，个人生后有湿疹病史，一级亲属中其母有哮喘病史，且个人过敏原试验提示有猫毛、皮屑过敏。综上，本病案符合 2016 版儿童咳嗽变异性哮喘诊断标准。

咳嗽变异性哮喘是以咳嗽为唯一或为主要症状并具有气道高反应性特点的哮喘特殊类型。本病是以嗜酸性粒细胞浸润为主的气道炎症，Ⅰ型变态反应在发病中起着重要作用，临床特点缺乏特异性，误诊率比较高。本病表现为顽固性的咳嗽，病情时轻时重，时发时止，迁延不愈，短达数月，长达数年，严重影响儿童的身心健康。如果治疗不及时，反复发作，患儿最终可发展成典型支气管哮喘，因此，提高对本病的诊治水平具有十分重要的意义。

佘继林老师认为，患儿禀赋有异，内风伏潜，郁久生热伤阴，外风入侵，两风相合发为本病，故治疗应以消风止咳、宣降肺气、清热养阴为基本法则。

佘继林老师在临床上选取肺窍平抑汤疏散风邪、桑沙百花汤养阴清热以息伏风止咳、宣降止咳汤宣降肺气以祛外风止咳，三方合用，共奏消风止咳之效。桑沙百花汤是治疗咳嗽变异性哮喘及与本病证相关肺系疾病的基础方。由泻白散、沙参麦冬汤、百花膏化裁而来。泻白散出自钱乙《小儿药证直诀》，桑白皮与地骨皮两药协力，肺热尽除；沙参麦冬汤出自吴鞠通《温病条辨》，沙参与麦冬清肺热，养肺阴；百花膏出自严用和《济生方》，百合能清肺润肺，款冬花能润肺，用于多种咳嗽。

本案中患儿久咳伴有大便素干，重时如球，三五日行一次，挣努排便。根据肺与大肠的表里关系，肺肠同病应肺肠同治，佘继林老师研制了治疗儿童肺系疾病伴有便秘的经验方宣降通下汤，由杏仁、苏子、火麻仁、瓜蒌仁、生地黄、枳壳组成，方中有宣有降有润有行，诸药合用，共奏宣降肺气、滋阴润肠、行气通腑之功。

三、支气管哮喘合发过敏性鼻炎

刘某，8岁，2018年9月28日初诊。

主诉：反复咳喘伴鼻痒鼻塞1个月。

现病史：患儿1个月前因外出接触花草而出现咽痒、咳嗽伴鼻痒、鼻塞，病后第三天病情加重，凌晨自感体倦胸闷，喉间痰鸣，有稀白痰，伴鼻痒、鼻塞，打喷嚏，流清涕，涕中有血丝，当地就诊诊断为"哮喘"，雾化3日，口服"孟鲁司特钠"半个月，病情明显好转，喉间痰鸣已见平复，稀白痰液明显减少，鼻痒、鼻塞、流清涕、打喷嚏均较前减轻，但仍感胸闷气短，动则汗出，偶有痰鸣，继用"舒利迭"吸入剂治疗，近日又因运动过度，病情出现反复，咳喘复作，尤以晨起为重，鼻塞，流清涕仍有血丝，遂来诊求治。

中医四诊：患儿神清，体瘦面黄，鼻塞明显，偶闻咽嗽，语音低浊，自述胸闷，体倦懒言，晨起咳重兼有痰鸣，涕液清稀，偶见血丝，痰液稀白，大便松散，自感腹胀，平素多汗，小便正常。舌体胖大，苔白腻，脉缓。

体格检查：神清，体温正常，精神欠佳，咽微红，双肺呼吸音粗、偶闻及干啰音，R21次/分，心律齐整、未闻及杂音，84次/分，腹部平软，肝脾肋下未及。

辅助检查：2018年9月27日，北京某医院肺功能印象，小气道功能降低。支气管舒张试验阳性，FEV1上升13.57%。2018年9月27日，鼻咽侧位片提示：腺样体轻度肥大，气道受压变窄。

个人及家族史：患儿自幼呼吸道易感，生后有湿疹史、肺炎史、鼻出血史。3 岁时曾使用过气雾剂"辅舒酮"。其母为过敏体质。

西医诊断：支气管哮喘；过敏性鼻炎；腺样体肥大；鼻出血。

中医诊断：哮喘；鼻鼽；鼻窒；鼻衄（风邪袭肺，邪滞鼻窍证）。

治疗原则：疏风宣肺，通窍平喘，化痰散结。

方剂组成：肺窍平抑汤、化痰定喘汤、宣降止咳汤、消肿散结汤、三炭汤合方化裁。

连翘 10g	防风 8g	辛夷 10g ^(包煎)	菖蒲 8g
清半夏 4g	茯苓 10g	葶苈子 10g ^(包煎)	地龙 4g
炙麻黄 2g	杏仁 6g ^(后下)	苏子 8g	前胡 10g
夏枯草 10g	浙贝母 10g	昆布 10g	路路通 10g
黄芩炭 10g	侧柏炭 10g	双花炭 10g	甜叶菊 2g

上药水煎服，每日两次，早晚各一次，每次 125mL，饭后服用。

方剂解释：本案是支气管哮喘合发过敏性鼻炎。过敏性鼻炎不仅是哮喘发生的高危因素，而且对临近组织、器官炎症的发生、病情的加重、局部的出血也有重要影响。本例中腺样体肥大及自身的鼻血的发生就是此因。因此，在整体观念指导下对上述疾病一并进行治疗，是加快儿童哮喘缓解、避免病情反复的正确思路。

二诊：2018 年 10 月 19 日。服上药后，哮、喘、痰、咳四大主要症状中除仍有轻咳少痰外，哮停喘止，涕液减少且涕中血丝消失，但鼻塞仍存。因病情明显好转，家长自行停止治疗。本次来诊前三天，又因外感，病情反复，哮、喘复现，咳加重，痰液增多，较前黏稠，但无血丝，痰色白，兼淡黄。本次拟方因痰液已无血丝，故首诊方中"三炭汤"可减裁，痰液较前黏稠，痰色白兼淡黄为湿从热化之象，故加入天竺黄、海浮石，与浙贝母相辅相成，以清热化痰。结合舌质嫩红，苔白腻，脉浮滑，拟方如下：

连翘 10g	防风 8g	辛夷 10g $^{（包煎）}$	菖蒲 8g
清半夏 4g	茯苓 10g	葶苈子 10g $^{（包煎）}$	地龙 4g
炙麻黄 2g	杏仁 6g $^{（后下）}$	苏子 8g	前胡 10g
夏枯草 10g	浙贝母 10g	昆布 10g	路路通 10g
天竺黄 10g	海浮石 10g	甜叶菊 2g	

上药水煎服，每日两次，早晚各一次，每次 125mL，饭后服用。

三诊：2018 年 10 月 26 日。服二诊药后，患儿哮喘再度明显好转，哮停喘止，晨有轻咳，痰减色白，鼻塞已不明显，但仍自感体倦，腹胀，平日便散，汗多。根据上述病情，哮停、喘止及痰色变化，二诊方中减裁化痰定喘汤及清热化痰药味天竺黄、海浮石，加入四君子汤、玉屏风散，补益肺脾以疗体倦、腹胀、便散、汗多等肺脾气虚诸症。拟方如下：

连翘 10g	防风 8g	辛夷 10g $^{（包煎）}$	菖蒲 8g
杏仁 6g $^{（后下）}$	苏子 8g	前胡 10g	夏枯草 10g
浙贝母 10g	昆布 10g	路路通 10g	太子参 10g
茯苓 10g	炒白术 10g	炙甘草 6g	炙黄芪 10g
甜叶菊 2g			

上药水煎服，每日两次，早晚各一次，每次 125mL，饭后

服用。

四诊：2018 年 11 月 7 日。服上药后，病情稳定，明显好转，哮喘诸症除偶有轻咳外，已无不适。继服膏方缓调，巩固缓解疗效，为防止再度复发，三诊方中已具有祛除余邪未尽诸症的方药，又含有补益肺脾的四君子汤、玉屏风散，以此方化裁做膏方缓调。处方如下：

连翘 75g	防风 50g	辛夷 50g	菖蒲 50g
苏子 50g	前胡 50g	夏枯草 75g	浙贝母 75g
昆布 75g	路路通 75g	太子参 75g	茯苓 75g
炒白术 75g	炙甘草 30g	炙黄芪 75g	甜叶菊 15g
饴糖 150g			

上方一料做膏方，每袋 15g，日服一次，每次一袋，温开水饭后半小时冲服。

药后病情持续缓解，未再复发，本膏方连服两料，时达 3 个月，以示缓解。

按语： 本案是支气管哮喘合发过敏性鼻炎。流行病学资料表明，哮喘患者中有 78% 患有过敏性鼻炎，过敏性鼻炎的患者中有 20%～38% 患有哮喘，两者不仅在发病机制上具有相关性，而且解剖位置邻近，两病之间具有"一个气道，一种疾病"的关联，因此对两病进行联合治疗是尽快缓解哮喘患儿临床症状的最佳选择。

在本案中，佘继林老师认为腺样体肥大应归属中医"鼻窒"范畴。过敏性鼻炎的长期存在是导致腺样体肥大的重要原因，其病理既有急性发作期炎症特点，又有反复发作迁延不愈慢性炎症增生、纤维化的病理特点，因此治疗原则应以清热消肿、活血化瘀、软坚散结为主，并由夏枯草、浙贝母、昆布、路路通四种药味组成"消肿散结汤"。临床在具体应用时要根据病势灵活应变，急性发作时应以清热消肿为主，慢性期重在活血化瘀、软坚散结，真正做到"方从法出，法随证立"，才能取得满意的疗效。

本案中出现的涕中带血丝，临证中并不少见，属中医"鼻衄"范畴。过敏性鼻炎引起的鼻出血主要原因是鼻黏膜的水肿、毛细血管充血扩张，出血位置大都在鼻中隔前下方。中医学认为，风为阳邪，善行走上，邪热灼伤鼻窍脉络，迫血外溢，而致本病。佘继林老师在临证时善用经验方"三炭汤"治疗鼻衄，由黄芩炭、侧柏炭、双花炭组成，意在清热收涩止血。方小力专，每多显效。

四、支气管哮喘合发湿疹

李某，5岁，2018年3月26日初诊。

主诉：咳喘复作伴湿疹加重10天。

现病史：患儿于病发前10天因外出疲倦，回家后临窗而睡，未曾关紧窗口，受凉后咳喘复作，不能安睡，气粗胸闷。经平喘及糖皮质激素雾化后，同服孟鲁司特钠，咳喘明显好转，但动则喘息，咳时有稀白痰，大便溏稀，连续雾化4天后，改用舒利迭准纳器，病后第二天开始，原有肘窝、腘窝湿疹肤痒突然加重，局部皮肤泛红，双小腿外侧出现对称性大小不等的丘疹，时感奇痒，睡眠不安，因病情不稳定，遂来就诊。

中医四诊：神志清楚，体温正常，面色苍白，动则喘息，倦怠少言，四肢清冷，厌食腹胀，大便溏稀，小便清长，夜尿频数，肘窝、腘窝皮肤粗糙变厚，有搔抓痕迹，双小腿外侧有对称性大小不等的丘疹。舌质淡，苔白腻，脉细弱。

体格检查：神清，体温正常，精神疲倦，体形瘦弱，双肺呼吸音粗、偶闻及干啰音，R22 次 / 分，心律齐整、未闻及杂音，P80 次 / 分。腹部胀，肝脾肋下未及。肘窝、腘窝皮肤粗糙变厚有搔抓痕迹，双小腿外侧有对称性大小不等的丘疹，咽微红。

辅助检查：2018 年 1 月 4 日北京某医院肺功能提示，轻度阻塞型通气功能异常。支气管舒张试验阳性，FEV_1 上升 13.09%。

个人既往及家族史：患儿自幼呼吸道易感，咳喘发作时曾多次诊断喘息性支气管炎及支气管哮喘，3 岁时曾患肺炎 1 次。生后 2 个月时在两颊、前额出现湿疹，经多次西药治疗，前额湿疹渐消，病情时轻时重，而后湿疹蔓延至肘窝、腘窝，局部皮肤变粗变厚，湿疹重时皮肤痒甚。湿疹加重多与呼吸道感染同步。其母有过敏性鼻炎及哮喘史。

西医诊断：支气管哮喘；儿童湿疹。

中医诊断：哮喘；湿疹（风邪犯肺，风盛袭表证）。

治疗原则：疏风宣肺，息风止痒。

方剂组成：肺窍平抑汤、化痰定喘汤、宣降止咳汤、疏风平肤汤合方化裁。

连翘 10g	防风 8g	辛夷 10g (包煎)	菖蒲 8g
清半夏 4g	茯苓 10g	葶苈子 10g (包煎)	地龙 4g
炙麻黄 2g	杏仁 6g (后下)	苏子 8g	前胡 10g
白鲜皮 10g	地肤子 10g	凌霄花 10g	陈皮 6g
甜叶菊 2g			

上药水煎服，每日两次，早晚各一次，每次 125mL，饭后服用。

方剂解释：本案是支气管哮喘合发湿疹。临床上支气管哮喘合发湿疹的患儿不在少数，只不过有时患儿湿疹病情不重，不被家长重视，更不了解两病同属变态反应性疾病，存在着"同源异病"的内在关系，并与家族过敏史相关。佘继林老师在运用肺窍平抑汤、化痰定喘汤、宣降止咳汤治疗支气管哮喘的同时，又与多年治疗支气管哮喘合发湿疹的经验方"疏风平肤汤"合裁，效果明显。该方由白鲜皮、地肤子、凌霄花、苦参组成，具有疏风止痒、清热利湿的功效。

二诊：2018 年 4 月 3 日。服上药后，哮、喘、痰、咳四大主症均见明显好转，哮止喘停的治疗效果已经达到，湿疹皮肤瘙痒也明显减轻，双侧小腿外侧的丘疹基本消退。哮喘急性发作期的症状已经得到有效控制，湿疹病情也明显好转，但有些脾肾阳虚的症状如厌食腹胀、大便溏稀、小便清长、夜尿频数等未好转，仍需进行治疗。拟方如下。

连翘 10g	防风 8g	辛夷 10g（包煎）	菖蒲 8g
杏仁 6g（后下）	苏子 8g	前胡 10g	白鲜皮 10g
地肤子 10g	凌霄花 10g	陈皮 6g	太子参 10g
炒白术 10g	干姜 3g	肉豆蔻 6g	补骨脂 6g
覆盆子 10g	甜叶菊 2g		

方剂解释：本方在一诊方的基础上，根据病情的变化加减化裁。哮止喘停，则对化痰定喘汤进行减裁；对于症状已明显好转但尚未消失，或需要继续保持防治作用的方剂，如肺窍平抑汤、

宣降止咳汤要继续运用；对于目前治疗湿疹的方剂疏风平肤汤，继续使用，巩固疗效；以理中丸、四神丸化裁，选取太子参、炒白术、干姜、肉豆蔻、补骨脂、覆盆子，治疗厌食腹胀、大便溏稀、小便清长、夜尿频数等脾肾阳虚诸症。

三诊：2018 年 4 月 11 日。服二诊药后脾肾阳虚诸症，厌食好转，腹胀消，大便已成形，偶有松散，夜尿频数减少，两颊、前额、双小腿外则出现的湿疹基本消退，皮肤瘙痒明显减轻。哮喘四大主症继续稳定好转，原方继服一周，待病情进一步稳定后，可继服膏方扶正祛邪，缓解期的巩固治疗，防止病情反复。本案证属脾肾阳虚，在祛邪的基础上，扶正宜健脾温肾、固本纳气，选用金匮肾气丸、苓桂术甘汤合裁。拟方如下：

连翘 75g	防风 50g	辛夷 50g	菖蒲 50g
苏子 50g	前胡 50g	白鲜皮 50g	地肤子 50g
凌霄花 50g	陈皮 15g	太子参 75g	炒白术 75g
茯苓 75g	山茱萸 75g	山药 75g	覆盆子 75g
熟地黄 75g	桂枝 15g	甜叶菊 15g	饴糖 150g

上方一料做膏方，每袋 15g，日服一次，每次一袋，温开水饭后半小时冲服。

膏方服后病情持续缓解，哮喘未再复发，湿疹除肘窝、腘窝局部发粗变厚外，瘙痒较前明显好转，其他部位未出现湿疹。

按语：患儿自幼呼吸道易感，曾多次诊断为喘息性支气管炎及支气管哮喘，病情发作时见喘息、咳嗽、气粗、胸闷等症状，查体可闻及干啰音，对抗哮喘治疗有效，肺功能提示限制性通气功能异常、支气管舒张试验阳性，其母有过敏性鼻炎及哮喘史，诊断支气管哮喘成立。

本案是支气管哮喘合发儿童期湿疹，两病同属变态反应性疾病，存在着"同源异病"的内在关系。佘继林老师从中医整体观念出发，认为在治疗思路上要对支气管哮喘和儿童期湿疹分病论治，然后合方化裁。

佘继林老师治疗儿童期湿疹的方剂是经多年实践总结出来的"疏风平肤汤"，由白鲜皮、地肤子、凌霄花、苦参四味药组成，功效是疏风止痒、清热利湿。运用本方时要结合个体病例，随证化裁，才能达到满意的效果。从哮喘的病因和病机来讲，内因责之于肺、脾、肾三脏不足及痰饮内伏，外因责之于多种因素诱发。但在哮喘急性发作时，从哮喘的病因和病机来讲，内因责之于肺、脾、肾三脏不足及痰饮内伏，外因责之于以风邪为首的多种因素诱发。在哮喘急性发作期，治疗应在急则治其标的原则下进行。从本案的中医四诊来分析，证属脾肾阳虚，但在急性发作期所表现出来的证候往往是"标"不是"本"，这是因为本病长期脾阳虚，必然带来水湿不运，病久时长，湿从热化，湿热之邪滞于体内，形成一种虚实夹杂或本虚标实的证候，因此，急性发作期的治疗方药一定要护其脾肾。疏风平肤汤的功效是疏风止痒、清热利湿，如果运用时清利过重，必然伤及脾肾，"虚则补之"，不可清之，因此，运用本方要巧，要妙，不可不清，又不可重清，针对脾阳虚证重者可裁减大苦大寒的苦参，佐以陈皮护卫中焦，达到祛邪而不伤正的目的。

支气管哮喘合发儿童湿疹在临床上比较常见，两病同属变态反应性疾病，均有家族性过敏体质倾向，临床上只是病情轻重不一，容易漏诊，影响疗效，因此在临床工作中要详细追问患儿病史、家族遗传病史及与支气管哮喘同属变态反应性疾病是否同时存在，是我们正确诊断，整体治疗，避免误诊、漏诊的重要工作。

五、支气管哮喘合发过敏性眼结膜炎

张某，5岁3个月，2018年4月19日初诊。

主诉：咳喘复作伴双眼红赤发痒1周。

现病史：患儿1周前因外出郊游，当日回家后自感胸闷气短，夜间咳喘复作伴双眼发痒，体温正常，可平卧入睡。次日就诊，诊断哮喘，经抗喘药物雾化及服用孟鲁司特钠，咳喘症状有所好转，但晨起仍咳伴有稀白痰液，白天动则咳喘加重。病后双眼发痒不减，次日又见双眼红赤并有分泌物出现，眼科诊为过敏性眼结膜炎，给予"埃美丁"滴眼液治疗，经上治疗，双眼反见流泪，遂来就诊。

中医四诊：神志清楚，体温正常，面黄体瘦，身倦少言，喉间痰鸣，咳嗽无力，痰液稀白，大便素溏，平素多汗，双眼红赤发痒，双眼内眦有细小干燥分泌物，小便正常。舌体淡胖，苔白腻，脉细弱。

体格检查：神清，体温正常，精神欠佳，行动自如，咽微红，双肺呼吸音粗，呼气时两肺偶闻及哮鸣音，R22次/分，心律齐整、未闻及杂音，P78次/分。双眼结膜充血发红，双眼内眦有细小干燥分泌物。腹部平软，肝脾肋下未及。

辅助检查：2018年2月22日北京某医院肺功能报告，轻度阻塞型通气功能异常。支气管舒张试验阳性，FEV1上升13.09%。

个人及家族史：患儿自幼呼吸道易感，生后 2 个月时前额、面颊及颈旁出现大小不一的湿疹，至 3 岁左右湿疹基本消失。平素患儿眼痒，常因呼吸道咳喘复作加重，眼痒加重时可见双目充血并出现分泌物。3 岁入托后呼吸道易感更为频繁，每次发作均有哮、喘、痰、咳并作，多次诊为喘息性支气管炎或肺炎。其父母双方均为过敏体质。

西医诊断：支气管哮喘；过敏性眼结膜炎。

中医诊断：哮喘；目痒症（风邪袭肺，痰湿内蕴，邪滞目窍证）。

治疗原则：疏风宣肺，化痰平喘，消滞明目。

方剂组成：肺窍平抑汤、化痰定喘汤、宣降止咳汤、疏风明目汤合方化裁。

连翘 10g	防风 8g	辛夷 10g (包煎)	菖蒲 8g
清半夏 4g	茯苓 10g	葶苈子 10g (包煎)	地龙 4g
炙麻黄 2g	杏仁 6g (后下)	苏子 8g	前胡 10g
菊花 10g	桑叶 10g	钩藤 10g (后下)	僵蚕 6g
甜叶菊 2g			

上药水煎服，每日两次，早晚各一次，每次 125mL，饭后服用。

方剂解释：本案是支气管哮喘合发过敏性眼结膜炎。佘继林老师认为，临床上哮喘合发过敏性眼结膜炎的发病率虽不如过敏性鼻炎高，但是也极为常见，常常出现哮喘急性发作时鼻痒、眼痒同时出现。儿童哮喘与过敏性眼结膜炎也同属变态反应性疾病的"同源异病"关系，佘继林老师在运用肺窍平抑汤、化痰定喘汤、宣降止咳汤的同时，又予治疗支气管哮喘合发过敏性眼结膜炎的经验方"疏风明目汤"合裁，效果明显。该方由菊花、桑叶、钩藤、僵蚕组成，具有疏风止痒、清热明目功效。

二诊：2018 年 4 月 26 日。服上药后哮喘急性发作诸症明显好转，咳嗽已止，稀白痰明显减少，白天哮喘减轻，双眼痒症明显减轻，分泌物已未见，但双眼充血红赤仍很明显。鉴于哮喘急性发作期的症状已明显好转，过敏性眼结膜炎的病情也得明显改善，咳嗽已止，因此宣降止咳汤可以减裁；对于症状已明显好转但尚未消失或需要继续保持防治作用的方剂，如肺窍平抑汤、化痰定喘汤要继续运用；对于目前治疗过敏性眼结膜炎的疏风明目汤，要继续使用巩固疗效；双眼充血红赤仍很明显，加赤芍、牡丹皮以凉血化瘀，治疗结膜充血。拟方如下：

连翘 10g	防风 8g	辛夷 10g[包煎]	菖蒲 8g
清半夏 4g	茯苓 10g	葶苈子 10g[包煎]	地龙 4g
炙麻黄 2g	菊花 10g	桑叶 10g	钩藤 10g[后下]
僵蚕 6g	赤芍 10g	牡丹皮 10g	甜叶菊 2g

上药水煎服，每日两次，早晚各一次，每次 125mL，饭后服用。

三诊：2018 年 5 月 3 日。患儿经以上两诊治疗，哮、喘、痰、咳四大症基本控制，眼痒、分泌物及结膜充血也明显好转，急性发作期已过。这充分说明在中医整体观念指导下，分病论治，合方化裁治疗思路的优势。病情已近缓解，偶有轻咳、眼轻痒、遇冷鼻塞，在继续祛邪的基础上进行扶正。针对以上仍存的病症，用肺窍平抑汤治疗鼻塞、宣降止咳汤治疗咳嗽、疏风明目汤治疗眼轻痒，以利祛邪。本案符合肺脾气虚证型特点，治则应为健脾益气、补肺固表，以利扶正，方剂可选取四君子汤合玉屏风散加减。四君子汤用于健脾益气，玉屏风散用于补肺固表。拟方如下：

连翘 10g   防风 8g   辛夷 10g^{（包煎）}   菖蒲 8g

杏仁 6g^{（后下）}   苏子 8g   前胡 10g   菊花 10g

桑叶 10g   钩藤 10g^{（后下）}   僵蚕 6g   太子参 10g

茯苓 10g   炒白术 10g   炙甘草 10g   炙黄芪 10g

甜叶菊 2g

上药水煎服，每日两次，早晚各一次，每次 125mL，饭后服用。

四诊：2018 年 5 月 10 日。服上方后病情稳定好转，肺脾气虚症状明显改善，面色见红润，身倦消失，大便已成形，多汗好转，小便正常。病情已缓解，以前方化裁，膏方缓调：

连翘 75g   防风 50g   辛夷 50g   菖蒲 50g

苏子 50g   前胡 50g   菊花 75g   桑叶 75g

钩藤 75g   僵蚕 50g   太子参 75g   茯苓 75g

炒白术 75g   炙甘草 40g   炙黄芪 50g   怀山药 75g

莲子肉 75g   甜叶菊 15g   饴糖 150g

上方一料做膏方，每袋 15g，日服一次，每次一袋，温开水饭后半小时冲服。

膏方服后，病情持续缓解，哮喘及眼结膜炎未再复发。为巩固疗效，原膏方再服一料，已达 3 个月，未再复发。

按语：患儿生后有湿疹史，自幼呼吸道易感，曾多次患有喘息性支气管炎及肺炎，来诊前曾诊断过哮喘，肺功能报告轻度阻塞型通气功能异常，支气管舒张试验阳性，对抗哮喘药治疗有效。平素患儿眼痒，常因呼吸道咳喘复作加重，眼痒加重时可见双目充血并出现分泌物，其父母双方均为过敏体质。根据患儿以上病史、病症特点、治疗效果、肺功能检测及家族史，诊断支气管哮喘成立。

本案特点是支气管哮喘合发过敏性眼结膜炎，两病同属过敏变态反应性疾病，这种内在的病因病机又与家族的遗传因素相关，有些学者还认为过敏性鼻炎可以通过鼻泪管而侵犯眼睛，导致过敏性结膜炎的发生，当两种疾病一起出现时又称为过敏性鼻结膜炎。

佘继林老师在治疗支气管哮喘合发过敏性眼结膜炎时，采用分病论治、合方化裁的治疗思路，其经验方为"疏风明目汤"，由菊花、桑叶、钩藤、僵蚕组成，具有疏风止痒、清热明目的功效。中药药理实验证实，上述四种味药均有增强免疫功能，可抑制过敏变态反应，并具有广泛的抗菌、抗病毒、抗炎、解热、抗氧化、抗应激作用。本方治疗支气管哮喘合发过敏性眼结膜炎，临床疗效灵验，但要注意随症加减化裁。如结膜极度充血，根据病情需要可加入凉血和活血化瘀的药味；患儿由于眼痒过度，用手揉擦出现感染，还要及时加入疏风清热的药味及外用药。

第十章　儿童哮喘的中医外治方法

中医外治法是中医治疗学的重要组成部分，是指在中医基本理论指导下用中药（含制剂）、手法或器械施于体表皮肤（黏膜）或从体外进行治疗的活动，具有简、验、便、廉和副作用少等特点。其与中医内治法配合，可达到药轻效捷的效果，故古人有"良医不废外治"之说。中医外治法治疗小儿哮喘需视病情之寒热虚实辨证论治。《理瀹骈文·略言》说："外治之理即内治之理，外治之药亦即内治之药，所异者法耳。医理药性无二，而法则神奇变换。"可见，外治与内治的取效机理是一致的。

小儿哮喘的中医外治法目前临床运用的有10余种，如针刺、艾灸、推拿、拔罐、耳穴、穴位贴敷、揿针、刮痧、中药熏蒸、中药泡洗、灌肠、杵针、中药离子导入等，以下列出临床可操作性强的五种外治疗法供读者参考选用。

一、捏脊疗法

捏脊疗法是在中医理论指导下，通过捏拿小儿脊背所产生的良性刺激而达到治疗疾病目的的一种疗法，是中医推拿疗法在儿科方面的具体运用，是推拿疗法的一个重要组成部分。佘继林老师作为"捏脊冯"代表性传承人，非常重视捏脊疗法，并以此疗法作为儿童哮喘缓解期的重要方法。此法集保健与治疗为一体，在治疗疾病的同时亦可改善小儿的体质，提高小儿机体免疫力。

随着对捏脊疗法研究的不断深入，临床实践的不断总结，越来越多的实验结果及临床经验证明，捏脊疗法是一种全息疗法，其治疗疾病谱在不断拓宽。有文献表明，现代临床应用捏脊疗法治疗的各系统病证有 85 种之多，涉及上百个临床症状，37 个被认为是捏脊疗法最适宜的病证，其中就包括支气管哮喘。捏脊疗法手法独特，易于操作学习，与药物治疗相比，无毒副作用，且经济实用，故越来越受到社会及广大家长的欢迎。

1. 作用机制

捏脊疗法的施术部位主要在脊背部的皮肤及皮下组织，此部位有人体重要的经络循行通过和经外奇穴聚集，如督脉、膀胱经、华佗夹脊穴和定喘穴等。哮喘的病因病机为"内有壅塞之气，外有非时之感，膈有胶固之痰"，该疗法通过捏拿脊背部，可振奋督脉统摄之阳气，刺激足太阳膀胱经上肺、脾、肾等与哮喘发病相关脏器的背俞穴，从而沟通内外、交通表里，协调小儿脏腑之间的功能，以达扶正祛邪、化痰降逆平喘之目的。

此外，从西医学研究来看，华佗夹脊穴所处位置即脊神经节所在解剖部位，通过提捏刺激此处皮肤，可刺激相应的脊神经，从而对其分布区域的内脏起到一定程度的调节作用，并对人体的神经体液产生影响，调节机体内环境，达到治病、防病的目的。因此，在刺激 T1～T4 夹脊穴时，能够治疗肺脏疾患如哮喘、支气管炎等。

2. 施术体位

（1）3岁以下：此年龄段的小儿不能很好地与术者相配合，患儿家长需配合操作。家长取坐位，将患儿俯卧于一侧大腿上，患儿双下肢由家长双腿夹紧，暴露出整个脊背部。采用这种被动的受术体位时，应该注意的是，家长四肢力量不可过猛、过大，以防发生意外或使患儿发生惊恐。在施术过程中，患儿如发生哭闹或挣扎，家长可用亲切的语言对小儿进行安抚，以便转移其对施术的注意力。

（2）3～5岁：此年龄段的小儿，如果术前能做好说服工作，有相当一部分可以很好地与术者配合。家长取坐位，小儿俯卧其双侧大腿上，家长可协助术者将衣、裤撩开，暴露出施术部位。采用这种受术体位时，应该注意的是，如果有些患儿不能很好地与术者配合，在施术时哭闹或挣扎，家长可用双手分别固定患儿的头部和臀部，但力量不可过猛、过大，或者改用3岁以下受术患儿的体位。

（3）5～7岁：此年龄段的小儿一般都能与术者配合，因其身高均已达到或超过1米，故施术时宜采取直立体位。患儿的家长取坐位，患儿站在家长的双下肢中间，家长可用双手搀扶其肩部，使头、肩部依附在家长胸前，暴露施术部位。

（4）7岁以上：此年龄段的小儿因年龄较大，可独立进行受术，无须家长配合。患儿取俯卧位，双上肢可屈肘上抬，使双手伏于头部，暴露施术部位。采取这种体位，应该注意的是，床位不宜过高，否则会影响术者的操作。

3. 操作方法

捏脊疗法主要的手法有两种：

（1）两指捏法（冯氏捏积疗法）：术者用双手食指的第二、三节背侧紧贴着患儿腰骶部的皮肤，自下而上均匀而快速地向前一推，随即双侧拇指与食指合作，将施术部位的皮肤捏拿起来，并向前捻动推进，左右两手交替进行，从督脉的长强穴一直操作到大椎穴（或风府穴）。捏脊共操作6遍，从第3遍开始，选择一遍重提患儿膀胱经上的背俞穴，由于此病的发病与肺、脾、肾三脏的虚弱相关，故捏脊时可着重刺激三焦俞、肾俞、脾俞及肺俞，双手拇指与食指合作，分别将上述背俞穴处的皮肤用较重的力量向后上方提拉一下，以起到扶助正气、化痰止咳、降逆平喘的作用。

冯氏捏积疗法总的来讲比较简单易学，但要真正做到熟练灵活、得心应手，需要对整个捏积术的推、捏、捻、放、提、揉、按等手法有比较深入的了解。为了使术者更好地掌握捏积术，取得满意的治疗效果，下面分别介绍捏积术中的7个手法。

①推法：捏积术中的第一个手法。术者用双手食指的第二、三节背侧紧贴着患儿施术部位的皮肤，自下而上均匀而快速地向前一推（图10-1）

注意事项：术者双侧食指在向前推动的瞬间，力量不可过猛。如果力量过猛，容易出现滑脱，或划伤患儿的皮肤。

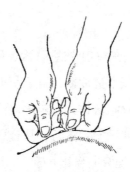

图 10-1　推法

②捏法：捏积术中的第二个手法。术者在上述推法的基础上，双侧拇指与食指合作，将患儿施术部位的皮肤捏拿起来（图 10-2）。

注意事项：术者捏拿皮肤的面积及力量都要适中。捏拿面积过大，力量过重，影响施术的速度，患儿也会感到过度疼痛；捏拿面积过小，力量过轻，患儿皮肤容易松脱，而且刺激性小，影响疗效。

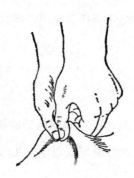

图 10-2　捏法

③捻法：捏积术中的第三个手法。术者在捏拿患儿施术部位

皮肤的基础上，拇指与食指合作，向前捻动皮肤，移动施术部位，左右两手交替进行，如果手法娴熟，看上去就像海边的波涛向前滚动（图10-3）。

注意事项：左右两手配合要协调，向前捻动时不要偏离督脉，捻动的力量要始终均匀适中，中途不能停顿，也不要松脱，一鼓作气，从督脉的长强穴一直操作到大椎穴（或风府穴）。

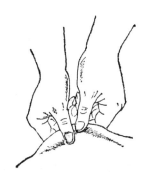

图 10-3　捻法

④放法：捏积术中的第四个手法。在上述推、捏、捻三个手法的综合动作后，随着捏拿部位向前推进，皮肤自然恢复原状（图10-4）。

注意事项：动作的瞬间掌握得当，可以使整个捏拿过程出现明显的节奏感。

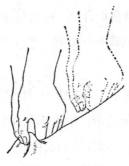

图 10-4　放法

⑤提法：捏积术中的第五个手法。术者从捏拿患儿脊背第二遍开始的任何一遍中，在督脉两旁的背俞穴处，双手拇指与食指合作，在捏拿的基础上，分别将背俞穴的皮肤用较重的力量向后上方用力牵拉一下（图 10-5）。目的是加强对某些背部脏腑俞穴的刺激，以调整小儿脏腑的功能。

注意事项：术者应用本法时，提拉力量要因人而异。一般来讲，年龄大、体质强者，力量可重一点；年龄小、体质弱者，力量可轻一点。此手法如果运用得当，在重提的过程中可发出清脆的声响。

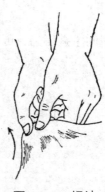

图 10-5　提法

⑥揉法和按法：捏积术中的第六、第七个手法，在冯氏捏积疗法中一般同时应用两种手法。术者在捏拿小儿脊背结束后，用双手拇指腹部在腰部的肾俞穴处，在原处揉动的动作中用拇指适当地向下施以一定的压力，即揉中有按、按中有揉（图10-6）。

注意事项：拇指向下按压的力量不可过强，因施术面积仅有拇指腹部大小，若力量过强患儿会感到异常疼痛。

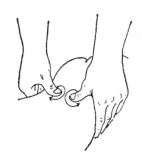

图 10-6　揉法和按法

（2）三指捏法：术者以双手食指、中指、无名指三指指腹为着力部，食中二指在上，拇指在下，夹持住患儿腰骶部的皮肤，三指同时对称用力提拿，双手一松一紧交替捻捏，向前移动至大椎处止。从提拿患儿脊背第二遍开始的任何一遍中，用较重的力量在捏拿的基础上，向后上方用力牵拉一下，可以三捏一提的频率，边捏边提。

4. 注意事项

（1）捏积术应在早晨空腹时进行，如果在进食后施术，患儿容易因哭闹而发生呕吐现象。

（2）施术时室内温度要求适中：如果室温过高，患儿容易出汗，影响术者的操作；室温过低，患儿因脱衣暴露患儿脊背，容易受凉而发生感冒。

（3）施术时应避开室内的桌边、床角，以防患儿由于哭闹，挣脱而发生撞伤。

（4）术者应对患儿态度和蔼，争取其合作。冬天施术时，术者双手不宜过凉，避免患儿由于寒冷刺激而发生惊恐哭闹。

（5）术者应修剪指甲，长短适度，以免操作时损伤患儿皮肤。

（6）术者应保持两手清洁，治疗室内要保持一定的温度，不可过凉或过热，空气要新鲜。

（7）术者要耐心、细心操作，手法应严格按照要求完成。治疗时要尽量保持患儿安静，在利于手法操作的前提下，应让患儿体位尽可能地保持舒适。

（8）背部皮肤有破损者如烧伤、烫伤、擦伤、裂伤及疮疖等，各种恶性肿瘤患者，有严重的心、肝、肺、肾病者，某些感染性疾病如蜂窝织炎、骨结核、骨髓炎、丹毒等，骨折的早期、脱位等，禁用此手法。

二、穴位贴敷疗法

穴位贴敷疗法是将药物直接敷贴于人体表面的特定穴位，通过药物、经络和腧穴的共同作用，从而达到治疗局部和全身疾病目的的一种疗法。此疗法用于治疗哮喘，始见于清代张璐的《张氏医通》，是防治哮喘的传统外治法之一。它以中医"不治已病治未病""内病外治"思想为基础，起到预防与治疗兼顾的双重疗效。小儿肌肤娇嫩，毛细血管丰富，吸收贴敷药物更容易，同时贴敷疗法操作简单无痛苦，安全无毒易接受，对于不愿服药的小儿尤其适用。佘继林老师临床常使用穴位贴敷疗法，尤其倡导冬病夏治三伏贴治疗儿童哮喘。

1. 作用机制

（1）中医学：中医学认为，穴位贴敷疗法能够发挥作用，主要是依赖经络、腧穴和药物这三方面的综合作用，既有单因素的作用，又有多因素的复合作用。

中药在穴位贴敷中的作用主要是依赖于气血在经络腧穴中的运行和输布而实现的。因此，经络穴位是中药穴位贴敷发挥药效的基础。此外，中药具有四气五味、升降沉浮和归经的属性，通过特定的穴位贴敷，将药物的气味透过体表皮肤、肌肉纹理，直达经络，传入脏腑，以纠正阴阳偏盛偏衰，恢复脏腑功能。通过药物对腧穴的刺激和经络的传导作用，透达腠理，疏通经络，调和气血，从而达到气至病所、扶正祛邪的目的。

中药穴位贴敷治疗哮喘主要有局部和整体两方面的作用：药物作用于皮肤，发挥局部的直接治疗作用；整体作用主要是依赖全身阴阳气血的调节而实现。《素问·四气调神大论》中云："圣人春夏养阳，秋冬养阴，以从其根。"中医学认为，人生存在自然环境之中，自然界的季节交换、气候变化均对人体的内环境有影响，即"天人合一"学说。因此，在用穴位贴敷治疗哮喘时，常采用冬病夏治的方法，即在三伏天进行贴敷，可取得事半功倍的效果。"三伏"是指初伏、中伏、末伏三个庚日，其具体日期是按照我国古代的干支法来推算的，以我国农历二十四节气中"夏至"后的第三个庚日为初伏，第四个庚日为中伏，"立秋"后第一个庚日为末伏。三伏天是全年中天气最热、气温最高、阳气最盛的阶段，在这一阶段，人体腠理疏松，经络气血流通，有利于药物的渗透与吸收，而庚日又与肺金有关，为温煦肺经阳气、驱散内伏寒邪的最佳时机，精心选取有温经散寒、化痰平喘作用的膀胱经及督脉腧穴进行贴敷，相得益彰，共收扶正祛邪之功，故而能起到防病治病的作用。

（2）西医学：科学技术的进步为穴位贴敷作用机制的研究提供了有力的支持。研究发现，以经络循行或腧穴部位为载体或通道，有别于周围皮肤或血管和神经部位，前者具有阻抗低、电容大、电位高等特性。此外，刺激穴位能影响相应穴位处的血管紧张度，并产生温度变化，有利于中药成分穿过毛孔，渗透皮肤，逐渐进入体液循环，到达脏腑经气失调病所，发挥药物的自身性能效应。研究表明，穴位贴敷疗法可以改善机体细胞免疫状态，清除体内氧自由基，抑制蛋白酶 – 抗蛋白酶失衡，并抑制气道炎症反应的发生，从而提高机体免疫功能，改善哮喘症状。

2. 器具及药物

（1）常用器具：药匙、调药碗、天平、赋型剂、胶布、纱布、手消液等。

（2）药物制备：将选取药物共研为细末，配合赋型剂（水、姜汁、醋、油、蜂蜜等），共调为药膏、药饼备用。

3. 操作方法

（1）取穴：发作期取定喘、天突、肺俞、膏肓、背部双侧肺底部，缓解期取定喘、肺俞、脾俞、肾俞、心俞、膈俞、膻中。一般在临床中选择两组不同的穴位（每组 4 ～ 5 穴）交替使用，避免同一部位皮肤刺激时间过长。选定贴敷部位（穴位）后，局部常规消毒，将做好的贴敷药膏贴在穴位上，并用胶布固定，也可先将纱布或油纸覆盖其上，再用胶布固定。换药时，可用消毒干棉球蘸温水、各种植物油或石蜡油轻轻揩去粘在皮肤上的药物，再用皮肤清理剂擦干。

（2）辨证用药：①发作期：寒哮证用麻黄、桂枝、炒苦杏仁、法半夏、细辛、甘草，比例为3：3：3：2：1：1；热哮证用麻黄、苏子、红花、炒苦杏仁、夏枯草、黄芩、甘草，比例为1：2：2：3：2：3：1。②缓解期：丁香、肉桂、延胡索、甘遂、细辛，比例为2：2：2：1：1。药物可选用中药打粉，药物制备以80～100目细筛为佳，每个贴敷部位的用药量为2～3g，也可用中药颗粒剂加适量醋和甘油直接调成糊状。

（3）疗程：①发作期：每次20分钟，每日1～2次，3～5天为1个疗程。②缓解期，每次20分钟，敷药时间为每年的头伏第一天开始至夏伏末，2～3日1次，连用3年，又称为"冬病夏治三伏贴"。

（4）时间：每日每次贴敷时间，根据患儿年龄不同而长短各异。一般来说，0～6个月，每次贴敷时间为1～2小时；6个月至1岁，每次贴敷时间为2～3小时；1～3岁，每次贴敷时间为3～4小时；3岁以上，每次贴敷时间为5～6小时。

4. 注意事项

（1）小儿肌肤娇嫩，在选择贴敷用药时，力猛或有毒性及对皮肤刺激性大易导致过敏和发泡的药物应尽量避免使用。

（2）贴敷时，以橡皮膏固定，注意避开肋骨。贴药后不宜过度活动，以免脱落和移动。对于胶布过敏者，可用绷带固定贴敷的药物。

（3）贴敷后局部皮肤如出现瘙痒、发红等过敏症状，应及时去除贴敷物，无须特殊处理；过敏严重者，应暂停贴敷，及时就诊。

三、拔罐疗法

拔罐疗法是以各种材质的罐为工具，通过燃烧、挤压或抽吸等方式排除罐内空气，使之内部形成负压而吸附在施术部位上，造成局部瘀血现象，从而达到温通经络、祛风散寒、消肿止痛、吸毒排脓目的的一种操作技术。火罐疗法作为中医学传统自然疗法，在临床应用已有数千年的历史，其安全性、可靠性已被实践证明。

1. 作用机制

（1）中医学：中医学认为，拔罐是通过罐体边缘及负压吸吮刮熨皮肤，从而刺激经络、穴位，以使脉道通畅，气血运行，腠理打开，达到散邪豁痰、祛瘀平喘、逐寒祛湿、疏通经络、行气活血的作用。哮喘急性发作期，在背部走罐及取啰音、哮鸣音明显处吸罐，可直接刺激背部肌肉，不仅能缓解因气促呼吸而引起的局部肌肉紧张，而且可促进局部血液循环，使呼吸通畅，达到调虚实、行气血、平阴阳、降气平喘的目的。

（2）西医学：西医学认为，拔罐是一种物理性刺激，通过负压吸引产生极强的机械刺激，这种刺激被脊神经后支末梢感受后，神经末梢释放神经递质去甲肾上腺素，经交感神经传入肺丛分支，进而与分布在支气管和肺内血管管壁平滑肌肌纤维表面的 β_2 受体相结合，使支气管平滑肌舒张，从而取得解痉、缓解呼吸困难的效果。交感神经还能抑制腺体分泌，使黏液减少，增强气道的通气功能。另外，负压吸引还可牵拉挤压浅层肌肉，使局部迅速充血、瘀血，甚至毛细血管破裂，红细胞被破坏，引起自身溶血。溶血现象对机体是一种良性刺激，溶血释放出的组胺、5-羟色胺、神经递质，通过神经体液调节，可增强免疫功能，达到预防哮喘急性发作的目的。

2. 器具

（1）主要罐具：玻璃罐、竹罐、陶罐、抽气罐、挤压塑料罐等，依据患儿的年龄、胖瘦程度选择大小适宜的型号。

（2）辅助器具：镊子或止血钳、95% 酒精棉球、凡士林、火柴或打火机、酒精灯、小口瓶等。

3. 操作方法

（1）取穴：主要取前胸部，颈背部 C6 ～ T12 节段的督脉、华佗夹脊穴及膀胱经第一侧线；主要取穴为大椎、身柱、定喘、大杼、风门、肺俞、膈俞、膏肓、膻中。

（2）施术体位：脱下外衣，暴露施术部位。背部操作时取俯卧位，并将枕头垫于胸部，两手放枕前，肩胛骨自然放松（婴幼儿可由家长抱着），裸露平坦之背部；在前胸操作时，平躺即可。

（3）罐具的选择及施术前的准备：给婴幼儿拔罐时，由于其常惧怕火焰，且施术过程中依从性差，不可控因素多，故多采用抽气罐和挤压塑料罐，以保证安全。但抽气罐和塑料罐的治疗效果不及火罐，后者力度更大并兼有温热作用，因此，年龄大一些和配合度高的孩子可采用火罐，以透明玻璃罐为佳，以便于在拔罐过程中随时观察局部皮肤变化。

在进行火罐治疗前，可让患儿触摸罐具，并让家长及患儿了解拔罐的过程，以消除患儿恐惧感，增加配合度。走罐前需清洁皮肤，在患儿背部沿脊柱两侧均匀涂抹适量凡士林或专用按摩油。

（4）操作流程：

①拔罐：临床一般用闪火法，即用镊子或止血钳夹住酒精棉球点燃伸进罐内，在底部或中部旋转 1 ～ 2 圈迅速退出，再速将罐叩在局部，以吸入罐内皮肤高于罐外 3 ～ 5mm、皮肤微微潮红为度。操作时动作要快，罐口与应拔部位距离不宜太远，火焰在罐内不宜停留过久，以免罐口太热导致烫伤或负压不够吸附不住。

抽气罐和挤压式塑料罐操作相对简单，将罐口贴紧要吸附的位置后，排出罐内空气即可。

给小儿进行走罐时，为了减少疼痛，可采用闪罐与走罐相结合的方式，即闪走罐法。取相应型号的火罐，用闪火法将火罐吸在要走罐的位置，以手握住罐底，稍倾斜，即后半边着力，前半边略提起，沿经络或肌肉的走行方向，由上向下、由中间向两边移动，移动至远端时顺势将罐拔起，然后重复上述动作，至所拔部位的皮肤潮红、充血甚或瘀血时停止。

②留罐：又称坐罐，拔罐后，留置一定的时间，儿童一般留置 5 ～ 10 分钟。罐大吸拔力强的应适当减少留罐时间，夏季及肌肤薄处留罐时间不宜过长，以免损伤皮肤。

③起罐：用一手手指按住火罐边缘的皮肤，另一手拿着火罐慢慢使空气进入罐内，火罐自然脱落，不可硬拉强搬或旋转。

（5）拔罐时间与频率：在同一部位拔罐或走罐时，需待上一次操作后留下的罐斑吸收后，即局部皮肤恢复正常肤色后再行拔罐。不同部位的拔罐可 2～3 日一次，一般 3～7 次为 1 个疗程；亦可在急性期每日 1 次，缓解期隔日 1 次。疗程视患儿病情和耐受程度灵活掌握。

4. 注意事项

（1）在拔罐过程中，动作要稳快轻准，使罐拔得紧而又不过。当罐的数目较多时，要注意罐间距离不宜太近，以免罐具牵拉皮肤而产生疼痛，或罐具相互挤压而脱落。

（2）留罐期间，应注意观察患儿的反应及罐内的变化。若患儿出现头晕、面色苍白、恶心呕吐、肢凉、冷汗等，应立即起罐，让患儿平卧，保暖，饮温开水或糖水，重者可刺水沟、内关、足三里等穴。

（3）运用闪火法拔火罐时，应注意将酒精棉球内的酒精挤干；闪走罐时，要注意适时改变火焰与火罐罐口接触的位置，以免罐口局部温度太高而灼伤患儿。点火时，应离开患儿身体，避免灼伤患儿皮肤。

（4）起罐后，局部瘀血现象即出现紫红色，一般不必做特殊处理。若出现水疱时，小水疱可不必处理，任其自然吸收；水疱较大或皮肤有破损，应先用消毒毫针刺破水疱，放出水液，或用注射器抽出水液后涂安尔碘消毒，并以纱布包敷保护创口。

四、针刺疗法

针刺疗法这里主要指毫针刺法，是中医治病重要且常用的方法之一。针刺疗法是利用不同材质的毫针针具，通过一定的手法，刺激机体经络腧穴，以疏通经络气血、调节脏腑阴阳，从而达到扶正祛邪、治疗和预防疾病目的的一种医疗技术。针刺治疗哮喘历史悠久，历代针灸著作中均记述甚丰，如《灵枢·五邪》中记载："邪在肺则病皮肤痛，寒热，上气喘，汗出，咳动肩背，取膺中外俞，背三节五脏之旁，以手疾按之，快然乃刺之。"《针灸甲乙经·邪在肺五脏六腑受病发咳逆上气》提出治咳逆上气的常用腧穴已达 25 个。《杂病歌》有"喘急列缺足三里""喘满三间商阳宜"。《肘后歌》称："哮喘发来寝不得，丰隆刺入三分深。"《玉龙歌》曰："吼喘之症嗽痰多，若用金针疾自如，俞府乳根一样刺，气喘风痰渐渐磨……气喘急急不可眠，何当日夜苦忧煎，若得璇玑针泻动，更取气海自安然。"

随着临床研究的不断深入，针刺疗法在哮喘的防治及生活质量改善方面的作用已被证实，目前已经成为此病的常规疗法。此外，本疗法还具有起效时间短、作用持久、费用低廉、无毒副作用的特点，是值得临床大量推广开展的一种外治方法。

1. 作用机制

（1）中医学：针刺治疗哮喘主要是通过疏通经络、调和阴阳、扶正祛邪实现的。其治疗原则与中药治疗原则一致，均需辨证取穴。发作时治标攻邪，通过针刺达到疏风祛邪、清热宣肺、通气化痰、止咳定喘的目的；缓解期治本扶正，缓解哮喘后期的临床虚弱症状，改善肺功能，减少和预防急性发作。

（2）西医学：近几年来，针刺治疗哮喘的研究日益深入，总结来看，其作用机制主要有以下几方面：①改善肺的通气功能：

通过针刺一些特定穴位后，患者的肺功能指标有明显改善，此疗法可缓解气道高反应性及气流受限的情况。②明显减少炎性细胞[嗜酸性粒细胞（EOS）、肥大细胞和T淋巴细胞等]、炎性介质（组胺、白细胞三烯、前列腺素及血小板活化因子等）及细胞因子[白介素（IFN）、干扰素（IL）、集落刺激因子（CSF）和肿瘤坏死因子（TNF）]等的产生，从而缓解支气管平滑肌痉挛、气道黏膜水肿和气道炎性损伤。③促进嗜酸性粒细胞凋亡、调节Th1和Th2细胞亚群的平衡、调节机体免疫球蛋白（IgE、IgG、IgA等）的表达水平，从而改善机体免疫功能，达到防治哮喘的目的。④调节下丘脑–垂体–肾上腺（HPA）轴的活性，即通过调节神经内分泌网络，从而起到免疫调节的作用，最终缓解哮喘症状。

2. 器具

（1）主要针具：小儿肌肤菲薄，对针刺敏感，故主要选用直径0.15～0.25mm、长15～40mm的一次性毫针，亦可使用管针以减少进针疼痛。

（2）辅助器具：镊子或止血钳、75%酒精棉球、干棉球、套管。

3. 操作方法

（1）治疗取穴：针刺治疗哮喘的原则为"急则治其标，缓则治其本"，故在急性发作期应辨证祛邪化痰、降逆平喘，缓解期扶正固本、预防复发。

①急性期：手太阴、阳明经穴为主，针刺用泻法，如百会、定喘、风池、风府、列缺、尺泽、合谷、膻中。

随证（症）配穴：风寒者配风门、肺俞；风热者配曲池、大椎、商阳；肝郁者配太冲、期门、隐白；痰盛者配中脘、丰隆；胸痛者配中府；喘甚者配天突。

②缓解期：手太阴经穴及背俞穴为主，针刺用补法，如肺俞、定喘、膏肓、太渊、中脘、气海、足三里。

随证配穴：肺脾气虚者配脾俞、胃俞、太白；肺肾两虚者配肾俞、气海、太溪。

（2）施术体位：由于哮喘的针刺取穴常胸背部均有，故对于能配合针刺的患儿，针刺时常采取俯伏坐位或侧卧位，暴露施术部位，针刺顺序多为先头部再前胸，最后为背部及四肢。婴幼儿可由家长抱着，不能配合针刺的小儿也请家长协助固定。

（3）针刺前准备：针刺前必须严格消毒灭菌，包括针具器械、医师的手指和患者的施针部位。小儿针刺不易与医生配合，针前应尽量做好患儿的思想工作，尽量做到一穴一针。

（4）进针法：在针刺进针时，一般用右手持针刺入，称"刺手"，左手爪切按压所刺部位或辅助针身，称"押手"。在给哮喘患儿进行针刺治疗时，由于使用的针具多为 1 ～ 1.5 寸的短针，故常采用指切进针法和提捏进针法。①指切进针法：又称爪切进针法，用左手拇指或食指端切按在腧穴位置旁，右手持针，紧靠左手指甲面将针刺入。②提捏进针法：用左手拇、食二指将针刺部位的皮肤捏起，右手持针，从捏起的上端将针刺入。

（5）针刺的角度、方向和深度：针刺治疗哮喘时常取胸背部腧穴，因此针刺的角度、方向和深度是必须要特别掌握的技巧，亦是提高疗效、增强针感、预防针刺意外事故的关键问题。

①针刺的角度：是指进针时针身与皮肤表面形成的夹角，根

据针刺腧穴所在的位置和治疗目的而定，一般分为以下几种。直刺：指针身与皮肤表面呈 90°夹角垂直刺入。在治疗小儿哮喘取四肢的腧穴常用直刺，尤其是肌肉丰厚处的腧穴。斜刺：指针身与皮肤表面呈 45°夹角倾斜刺入。此法适用于肌肉较浅薄处或内有重要脏器或不宜直刺、深刺的腧穴，如前胸、后背的腧穴常用斜刺。平刺：即横刺、沿皮刺，指针身与皮肤表面呈 15°夹角沿皮刺入。此法适用于皮薄肉少的部位，如头面部的腧穴。

②针刺的方向：是指进针时针尖对准的某一方向或部位，即指进针时针尖要朝着一定的方向刺。针刺的方向往往需要根据腧穴分布的部位和所要求达到的组织等情况而定，后者是决定针刺方向的重要因素。另外，在治疗哮喘时，考虑到肺气以降为顺，故在针刺前胸及后背腧穴时针刺方向多为向下斜刺或平次，夹脊穴可向脊柱方向斜刺，腹部及四肢的腧穴直刺即可。

③针刺的深度：是指针身刺入人体内的深浅。针刺深度应遵循既有针感，又不伤及脏器的原则。考虑小儿脏腑娇嫩，为稚阴稚阳之体，故不宜深刺。深度的控制，宜拇指和中指及食指捏住针灸针，用中指抵住针灸针，留出针身的长度就是要刺入的深度。这样所进深度就可以完全控制。

（6）针刺手法：也叫运针，是指在毫针刺入腧穴后，施行提插、捻转等操作手法，使之产生针感和进一步调整针感强弱的操作手法。针刺治疗小儿哮喘常用捻转手法进行补泻，即将针刺入一定深度后，用右手拇指与食、中三指夹持针柄，一前一后地来回旋转捻动的操作方法。①捻转补法：针下得气后，捻转角度小，用力轻，频率慢，操作时间短，拇指向前，食指向后（左转用力为主），指力沉重向下。②捻转泻法：针下得气后，捻转角度大，用力重，频率快，操作时间长，拇指向后，食指向前（右转用力为主），指力浮起向上。③平补平泻：针下得气后，施行均匀的捻转手法。

（7）留针与出针：

①留针：是指毫针刺入腧穴后，将针留置在腧穴内。留针与否及留针时间的长短依病情而定，小儿患者一般不宜久留针，对于哮喘急性期喘息症状明显的患儿、不能配合针刺的患儿、拒针者、体质过于虚弱者等均不宜留针，哮喘缓解期可酌情留针15～30分钟。

②出针：又称起针、退针，就是将针拔出的过程。出针时，用左手拇、食指按住针孔周围皮肤，右手持针做轻微小幅度捻转，慢慢将针提至皮下，然后将针起出，用无菌干棉球按压针孔，防止出血或针孔疼痛。

4. 注意事项

（1）小儿在过于饥饿及精神过度紧张时，不宜立即进行针刺。

（2）医生必须掌握较为熟练的针刺技术，尽量缩短针刺时间，减轻患儿痛苦。

（3）对于体虚的患儿，针刺时手法不宜过强，并尽量让其采取卧位。

（4）严格掌握针刺角度和深度，小儿一般不宜深刺，尤其是胸、胁、腹、腰背脏腑所居之处的腧穴。

（5）针刺颈部穴位（如风府、哑门等）时，要注意掌握一定的角度和深度，不宜大幅度提插、捻转和长时间留针，以免伤及重要的组织器官。

（6）小儿多惧针，针刺过程中常哭闹，对得气感觉不能进行描述或描述失真时，医生需仔细体会手下针感，切勿强求得气而针刺过深，刺伤血管或肌肉组织。

（7）少数患儿因紧张或低血糖状态，出现晕针情况，应立即退去所有针，令其仰卧平躺，饮温开水，充分休息，症状完全消失后方可离开。

五、耳穴疗法

耳穴疗法是指通过耳廓诊断疾病，并选用耳毫针、留针、王不留行籽或药丸、磁珠等刺激相应耳穴，从而治疗疾病的一种方法，是中医疗法的重要组成部分。中国古代很早就有关于耳穴的记载。湖南长沙马王堆汉墓出土的《阴阳十一脉灸经》中就记载了耳与上肢、眼、颊、咽喉相联系的"耳脉"。《黄帝内经》和历代著名医学专著中，也详细记叙了耳和经络、脏腑的关系，借耳诊治疾病的理论和具体方法等。

目前，随着中医学的发展和世界范围内对耳穴疗法的研究、交流和实践，应用耳穴诊断、治疗、预防和保健等方面的研究在深度和广度上都有了巨大发展，逐步形成耳穴诊断治疗学体系，成为一门新的学科——耳医学。它不仅在我国医学事业中发挥了很好的医疗保健作用，而且对世界医学也产生了影响，做出了贡献，得到了世界范围的普遍应用。目前收录的临床常用耳穴有200余个，用耳穴治疗的病种已达200种，其中就包括支气管哮喘。耳穴疗法治疗小儿支气管哮喘有取用方便、治疗简单、安全无毒副作用、费用较低、患儿易于接受等独特优势，值得临床大量推广开展。

1. 作用机制

（1）中医学：中医学认为，耳为经筋之所聚，全身经络皆直接或间接与耳交贯相通，同时也与人体内部的五脏六腑存在着不可分割的联系。因此，当人体肺脏发生病变时，其耳部相应的穴位即可出现色泽、压痛、低电阻等改变，通过对这些耳穴反应区实施针刺或贴压等刺激后，可以调整人体脏腑、经络的功能，使肺的宣发、肃降恢复正常，实现人体与大自然气体的交换，吸清吐浊，气机运行顺畅，肺经运行通利，由于脏腑经络功能失常而出现的喘息、哮鸣、咳嗽、咯痰、气短等诸多症状、体征等得到缓解改善或者治愈。

（2）西医学：1958年，法国医学博士诺吉尔（P.Nogier）发现，"外耳并非单纯唯一弯曲软骨，它与内脏器官存在密切关系，内脏疾患时在耳廓上有相应点出现"，并首次提出耳廓形如"胚胎倒影"的耳穴图。这种认识符合全息理论，按照该学科的观点，人体任何相对独立的部位都含有人体整个生物学的信息，是整体的一个缩影。基于以上理论，作为人体相对独立部位的耳廓在生命信息上则与人体的整体存在着对应关系。因此我们认为，通过刺激耳部相应的穴位，可以达到调整与其相关的人体某些特定部位功能的目的。

从现代解剖学角度来看，耳部有着丰富的神经分布，众多的神经形成了一个较为集中的神经网络，从而使得耳部较人体其他部位有着较高的灵敏性。当人体支气管发生痉挛出现喘息、咳嗽等症状时，病理性刺激所产生的传入冲动与产生这些冲动的相应神经元之间产生病理性联系，而这些神经元的兴奋性大大提高，则会影响投射于该神经元或邻近神经元的感觉阈，使得其敏感性明显增高，甚至产生压痛。通过针刺、贴压等手段刺激耳部相应区域，则产生较为强烈的良性刺激，将其冲动传至相应的神经元后，使该神经元发生间接生态抑制，将之前的病理性传入冲动阻断，通过自身的灵敏性优势而抑制周围的病理性兴奋，进一步阻断病理性冲动传递的恶性循环，使病理性因果转化链的发展方向发生改变，正常的生理调节取而代之，致使疾患减轻或者消失。另外，通过对耳部神经的刺激，通过对交感－副交感神经激发的调节，可调节气管、支气管平滑肌舒缩功能，提高机体非特异性免疫功能，从而减少哮喘的发作。

2. 使用器具

大粒白芥子（用75%酒精浸泡10分钟后备用），王不留行籽，磁珠，揿针，毫针，点穴棒，胶布，放血针，75%酒精棉棒等。

3. 操作方法

用75%的酒精棉棒对患儿耳廓进行消毒，施术者双手消毒后，一手固定耳廓，观察取穴区域皮肤色泽及异常，另一手用点穴棒在局部点穴按压，取穴位区域内的最痛点，将耳穴贴片或针施术于此。如果是贴片或揿针，外贴后可进行按揉，按揉力量要适度，以局部发红、发热、微胀痛为度。嘱患者或者家属每日自行按压，每日5～6次，每次3～5分钟；可选两组穴位交替使用，或两只耳朵轮换进行，3天更换一次，2次为一个疗程。

耳尖放血方法：按摩耳廓，使其充血，用75%酒精将耳廓及施术者双手严格消毒后，用放血针快速点刺耳尖部位，并挤压针孔周围，使之少许出血，最后用消毒干棉球按压针孔使血止。急性期可一日两次，缓解期频次可根据情况隔日一次或一周一次。

4. 治疗取穴

（1）取穴部位：急性期取肺、气管、支气管、平喘、肾上腺、内分泌、过敏区、神门、枕、前列腺（子宫）、肾、交感、胸、心血管系统皮质下，缓解期取肺、气管、支气管、肾上腺、内分泌、脾、肾、耳尖。

（2）取穴依据和原则：耳穴的治疗原则与用药一样，都是急则治其标，缓则治其本。

肺、气管、支气管为相应脏腑取穴，以宣肺平喘，调理肺功能急性期和缓解期均可用。平喘可以定喘止咳。肾上腺、内分泌、过敏区：支气管哮喘常由过敏诱发，取上述耳穴可以消炎消肿、抗过敏、抗感染，抑制黏膜的抗原抗体反应及嗜酸细胞的转化或形成，并能抑制副交感神经产生乙酰胆碱，促进交感神经的兴奋过程。神门、枕可以镇静、止喘、消炎。肾气虚所致虚喘时取肾，中医学认为"肺为气之主，肾为气之根"，肺、肾同司气体之出纳。肺气虚不能主气，肾气虚不能纳气，则气逆于上发为喘，故取肾以补肾纳气。刺激前列腺或子宫穴可以产生前列腺素，对支气管有强烈的扩张作用，有人说前列腺素为支气管平滑肌弛张剂。交感、胸、心血管系统皮质下三穴在耳廓上构成三角形，称为胸三角，是开胸顺气之要穴，治疗胸闷、气短最有效之穴位。交感和肾上腺均有明显的缓解支气管平滑肌痉挛的作用，两穴是治疗支气管哮喘之要穴。

5. 注意事项

（1）严格消毒，防止施术部位发生感染；防止胶布脱落或污染。

（2）为防止患儿局部出现瘙痒、丘疹等过敏症状，均使用脱敏胶布。

（3）外耳患有病症，如溃疡、湿疹冻疮破溃时，暂不宜使用耳穴治疗，可先治疗外耳疾患，待耳廓皮肤病变治愈后，再用耳穴治疗其他病变。

（4）严重心脏病者不宜使用本法，更不宜采用强刺激，如电针、放血等方式。

（5）严重的器质性病变，如高度贫血、血友病，不宜针刺，可用耳穴贴压法。

参考文献

［1］陈育智，赵京.儿童支气管哮喘的诊断及治疗［M］.北京：人民卫生出版社，2004.

［2］王冰.灵枢经［M］.北京：人民卫生出版社，2005.

［3］王冰.黄帝内经素问［M］.北京：人民卫生出版社，2005.

［4］秦越人.难经［M］.烟建华，点评.北京：中国医药科技出版社，2018.

［5］赵献可.医贯［M］.郭君双，整理.北京：人民卫生出版社，2017.

［6］王清任.医林改错［M］.北京：人民卫生出版社，2016.

［7］吴鞠通.温病条辨［M］.卢红蓉，编校.北京：人民军医出版社，2005.

［8］马融.中医儿科学［M］.北京：中国中医药出版社，2017.

［9］邓金鋆.基础儿科学［M］.北京：人民卫生出版社，1963.

［10］穆魁津，林友津.肺功能测定原理与临床应用［M］.北京：北京医科大学，中国协和医科大学联合出版社，1992.

［11］北京医学院人体解剖教研室.正常人体解剖学［M］.北京：人民卫生出版社，1962.

［12］金汉诊，黄德珉，官希吉.实用新生儿学［M］.北京：人民卫生出版社，2004.

［13］朱震亨.丹溪心法［M］.王英，整理.北京：人民卫生出版社，2006.

［14］张仲景.伤寒杂病论（白云阁藏本）［M］.北京：中医古籍出版社，2017.

［15］巢元方.诸病源候论［M］.孙理军，张登本，点评.北京：中国医药科技出版社，2018.

［16］王烈.小儿哮喘通论.全国第26届中医儿科学术会暨王烈教授学术思想研讨会论文集［C］，2009，89-95.

［17］王竹星.千金要方白话精解［M］.天津：天津科学技术出版社，2010.

［18］王焘.外台秘要方［M］.太原：山西科学技术出版社，2013.

［19］钱乙.小儿药证直诀［M］.阎效忠，编集；郭君双，整理.北京：人民卫生出版社，2017.

［20］虞抟.医学正传［M］.北京：人民卫生出版社，1981.

［21］秦景明.症因脉治［M］.秦皇士，补辑；郭霞珍等，整理.北京：人民卫生出版社，2006.

［22］吴谦.医宗金鉴［M］.郑金生，整理.北京：人民卫生出版社，2006.

［23］李用粹.证治汇补［M］.太原：山西科学技术出版社，

2011.

　　［24］田思胜.中医临床必读丛书合订本：杂病源流犀烛
［M］.北京：人民卫生出版社，2011.

　　［25］张景岳.景岳全书［M］.太原：山西科学技术出版社，
2006.

　　［26］陈修园.时方妙用［M］.北京：人民卫生出版社，
2007.

　　［27］程国鹏.医学心悟［M］.北京：人民卫生出版社，
2006.

　　［28］中华医学会呼吸病学分会哮喘学组.儿童支气管哮喘诊
断与防治指南（2016年版）［J］.中华结核和呼吸杂志，2016，39
（9）：675-697.

　　［29］陈育智，赵京.儿童支气管哮喘的诊断及治疗［M］.北
京：人民卫生出版社，2004.

　　［30］中华医学会儿科学分会呼吸学组，《中华儿科杂志》编
辑委员会.儿童支气管哮喘诊断与防治指南（2016年版）［Z］.中
华儿科杂志，2016，54（3）：167-181.

　　［31］汪受传.从风论治儿童过敏性疾病［J］.中医杂志，
2016，57（20）：1728-1731.

　　［32］李虹.中药连翘研究概况［J］.中国民间疗法，2014，
22（5）：92.

　　［33］王辰，陈荣昌.呼吸病学［M］.北京：人民卫生出版社，
2014.

　　［34］沈华浩.哮喘手册［M］.北京：人民卫生出版社，

2004.

［35］王志彬，张继平.血小板活化因子研究进展［J］.公共卫生与预防医学，2008，19（6）：47-48.

［36］贾道山.血小板活化因子研究进展［J］.临床输血与检验，2003，5（1）：312-314.

［37］应延风，胡野.前列腺素E2与支气管哮喘关系研究进展［J］.国际呼吸杂志，2008，3（9）：59-61.

［38］应延风，胡野.前列腺素D2对支气管哮喘免疫细胞功能调节作用［J］.国际呼吸杂志，2007，27（11）：838-843.

［39］李凝，许以平.神经肽和哮喘［J］.国外医学呼吸系统分册，2002，22（1）：45-48.

［40］陈育智.儿童支气管哮喘的诊断及治疗［M］.北京：人民卫生出版社，2010.

［41］叶涛，詹珊珊.吸入糖皮质激素治疗支气管哮喘的不良反应［J］.医学综述，2012，18（10）：1511-1514.

［42］万全.幼科发挥［M］.何永，整理.北京：人民卫生出版社，2006.

［43］中华医学会儿科学分会呼吸学组，《中华儿科杂志》编辑委员会.儿童咳嗽变异性哮喘诊断与防治指南［Z］.中华儿科杂志，2016，54（3）：169-170.

［44］张敏，高晓红，孙晓萌，等.茯苓的药理作用及研究进展［J］.北华大学学报（自然科学），2008，9（1）：63-68.

［45］仲兆金，许先栋，周京华，等.茯苓三萜成分的结构及其衍生物的生物活性［J］.中国药物化学杂志，1998，8（4）：

239-244.

［46］马梅芳，吕文海．葶苈子近30年研究进展［J］．中医药信息，2005，22（5）：35-36.

［47］李祥华，张德新，王文英，等．地龙汤对豚鼠气道变态反应的影响［J］．中国医院药学杂志，2007，27（8）：1032-1034.

［48］王茵，徐德生，冯怡，等．蚯蚓中平喘蛋白组分的提取分离及其作用机制的初探［J］．中国现代应用药学杂志，2008，25（3）：189-193.

［49］姚琳，邓康颖，罗佳波．麻黄总生物碱与麻黄碱镇咳平喘作用比较研究［J］．中药药理与临床，2008，24（2）：18-19.

［50］严士海，朱萱萱，孟达理，等．麻黄多糖对EAT小鼠外周血淋巴细胞亚群的影响［J］．中华中医药学刊，2008，26（5）：1069-1071.

［51］彭成．中药药理学［M］．北京：中国中医药出版社，2016.

［52］张卫明，刘月秀，王红．紫苏子的化学成分研究［J］．中国野生植物资源杂志，1998，17（1）：42－44.

［53］王永奇，邢福有，刘凡亮，等．紫苏子镇咳、祛痰、平喘作用的药理研究［J］．中南药学，2003，1（3）：135—138.

［54］鞠康，赵利敏．前胡化学成分及其药理作用研究进展［J］．内蒙古中医药，2017（3）：142-143.

［55］张村，殷小杰，李丽，等．白花前胡蜜炙前后的药效学比较研究［J］．中国实验方剂杂志，2010，16（15）：146-148.

［56］王德才，马健，孔志峰，等．白花前胡总香豆素解热镇

痛抗炎作用的实验研究［J］.中国中医药信息杂志，2004，11（8）：688-690.

［57］龚廷贤.寿世保元［M］.鲁兆麟，主校.北京：人民卫生出版社，1993.

［58］吴艳玲，张海邻.儿童咳嗽变异性哮喘诊治进展.中华儿科杂志［J］，2016，5（4）：314-317.

［59］闫永彬，丁樱.浅论小儿咳嗽变异性哮喘的中医核心病［J］机.中医杂志，2011，52（10）：889-890.

［60］张明发，沈雅琴.桑白皮的药理研究进展［J］.上海医药，2006，27（4）：164-167.

［61］宁娜，韩建军.地骨皮的化学成分与药理作用［J］.现代药物与临床，2012，25（3）：172-176.

［62］刘伟，李中燕，田艳，等.北沙参的化学成分及药理作用研究进展［J］.国际药学研究杂志，2013，40（3）：291-294.

［63］周福波.麦门冬的药理作用研究进展［J］.牡丹江医学院学报，2006，27（3）：69-70.

［64］黎雪桂.枇杷叶丰要提取物药理作用研究进展［J］.中国当代医药，2012，19（11）：17-18.

［65］罗林明，裴刚，覃丽等.中药百合化学成分及药理作用研究进展［J］.中药新药与临床药理，2017，28（6）：824-837.

［66］吴琪珍，张朝凤，许翔鸿等.款冬花化学成分和药理活性研究进展［J］.中国野生植物资源，2015，34（2）：33-36.

［67］高咏莉.生药防风的化学成分与药理作用研究进展［J］.山西医科大学学报，2004，35（2）：216-218.

［68］张宝娣，万山红．防风的药理成分与化学研究近况［J］．中医药信息，2003，20（4）：23．

［69］孙晓红，邵世和，李洪涛，等．防风的临床应用及研究［J］．北华大学学报（自然科学版），2004，5（2）：138-141．

［70］严用和．重订严氏济生方［M］．北京：人民卫生出版社，1980．

［71］戴圣．礼记［M］．北京：西苑出版社，2016．

［72］汪受传．从风论治儿童过敏性疾病［J］．中医杂志，2016，57（20）：1728-1731．

［73］吴国友．连翘药理研究进展［J］．中医学，2013，10（28）：1508-1509．

［74］泰宇，张文丽，林媛媛，等．连翘化学成分与抗氧化活性研究［J］．中国实验方剂学杂志，2013，19（11）：149-152．

［75］曾蔚欣，刘淑娟，王弘，等．标准望春花油的抗炎作用研究［J］，中国药学杂志，2013，48（5）：349-354．

［76］李凡海，王桂清．辛夷六种溶剂平行提取物对黄瓜灰霉病菌的抑制作用［J］．北方园艺，2015（2）：108-111．

［77］李小莉，张永忠．辛夷挥发油的抗过敏实验研究［J］．中国医院药学杂志，2002，22（9）：520-521．

［78］方泰惠，徐惠琴，金胜娥，等．辛夷雾化液平喘作用的药理实验研究［J］．南京中医药大学学报，1998，14（6）：346-348．

［79］张婷婷，郭夏丽，黄学勇，等．辛夷挥发油GC-MS分析及其抗氧化、抗菌活性［J］．食品科学，2016，37（10）：144-150．

［80］杨小金，邓艾平，王奕，等.石菖蒲化学成分及药理作用研究进展［J］.内蒙古中医药，2017（19）：132-133.

［81］吴启端，陈小露.石菖蒲挥发油的药效指纹图谱研究［J］.中药新药与临床药理，2017，28（2）：211-215.

［82］李海峰，石若娜，韩文静，等.石菖蒲药理作用及其机制的研究进展［J］.时珍国医国药，2016，27（11）：2728-2730.

［83］崔浩，王宁利，徐国兴.眼科学［M］.北京：北京大学医学出版社，2013.

［84］姜保平，许利嘉，王秋玲，等.菊花的传统使用及化学成分和药理活性进展［J］.中国现代中药，2013，15（6）：523-527.

［85］王学权.重庆堂随笔［M］.王燕平，侯酉娟，张华敏，校注.北京：人民军医出版社，2012.

［86］侯瑞宏，廖森泰，刘凡，等.桑叶多糖对小鼠免疫调节作用的影响［J］.食品科学营养卫生，2011，32（13）：280-283.

［87］彭成.中药药理学［M］.北京：中国中医药出版社，2016.

［88］徐冲，商思阳，刘梅，等.僵蚕化学成分和药理活性的研究进展［J］.中国药房，2014，25（39）：3732-3734.

［89］吴瑞萍，胡亚美，江载芳.实用儿科学［M］.北京：人民卫生出版社，1996.

［90］李时珍.本草纲目［M］.刘恒如，刘山永，校注.北京：华夏出版社，2002.

［91］周晓鹰，陈洁，金柳，等.白鲜皮的药理作用及抗炎活

性成分研究进展［J］.常州大学学报（自然科学版）,2018,30（1）:82-86.

［92］蒋剑平，沈小青，范海珠.地肤子化学成分及药理活性研究进展［J］.中华中医药学刊，2011，29（12）：2704-2706.

［93］江灵礼，苗明三.凌霄花化学药理及临床应用特点探讨［J］.中医学报，2014，29（194）：1016-1018.

［94］苗抗立，张建中，董颖，等.苦参的化学成分及药理的研究进展［J］.天然产物与开发，2001，13（2）：69-73.

［95］刘光辉.临床变态反应学［M］.北京：人民卫生出版社，2014.

［96］孙凯，徐翠宏，蒋伟文.唇风中医研究进展［J］.临床口腔医学杂志，2015，31（6）：382-383.

［97］姜静岩，苗桂玲.青皮的及临床应用［J］.时珍国医国药，2003，14（6）374-375.

［98］张淑洁，钟凌云.厚朴化学成分及其现代药理研究进展［J］.中药材，2013，36（5）：838-841.

［99］刘娟，刘颖.丹参药理活性成分研究进展［J］.辽宁中医药大学学报，2010，12（7）：15-17.

［100］唐容川.中西汇通医经精义［M］.太原：山西科学技术出版社，2013.